——蔡顺利医学科普文集

境由心生

——健康的钥匙在您手中

蔡顺利 著

中医古籍出版社

图书在版编目（CIP）数据

境由心生：健康的钥匙在您手中/蔡顺利著. －北京：中医古籍出版社，2007.7

ISBN 978－7－80174－525－5

Ⅰ. 境… Ⅱ. 蔡… Ⅲ. 保健－基本知识 Ⅳ. R161

中国版本图书馆 CIP 数据核字（2007）第 071859 号

境由心生——健康的钥匙在您手中

作　　者　蔡顺利

责任编辑　徐小鹏
封面设计　孙书杰
出版发行　中医古籍出版社
社　　址　北京东直门内南小街 16 号（100700）
印　　刷　北京金信诺印刷有限公司
开　　本　787mm×960mm　1/16
印　　张　17.5
字　　数　200 千字
版　　次　2007 年 7 月第 1 版　2007 年 7 月第 1 次印刷
ISBN 978－7－80174－525－5
定　　价：28.00 元

序

2006年“十一黄金周”期间，我国亿万观众通过电视收看了中央电视台“百家讲坛”于丹教授“《论语》心得”的讲座，此后，许多人又阅读了于丹教授编写的《于丹〈论语〉心得》一书。于丹教授重点论述了《论语》的真谛是告诉大家怎样才能过上我们心灵所需要的那种快乐生活。在此，我要向各位读者推荐的是《境由心生——健康的钥匙在您手中》，这本书将会告诉您，如何在现实生活中获得快乐、实现健康。

现代人都十分想拥有快乐，期盼着能够健康、长寿。然而，如何才能快乐呢？如何才能健康呢？如何才能长寿呢？许多专家学者以及我们每个人都在以自己的切身体会和最新研究成果来诠释这一人类永恒的主题。“境由心生”——也许就是《境由心生——健康的钥匙在您手中》的作者蔡顺利自己健康的最重要的钥匙！热爱生命、拥抱生活、快乐如诗、注意养生保健、摈弃陋习、预防疾病、告别亚健康、挺进健康长寿快乐大本营！这便是作者这个文集的核心，也是作者为读者奉送的一把健康钥匙！

蔡顺利现任健康报社副社长兼工会主席。他是中国作家协会会员、中国散文学会会员、中国诗歌学会会员。作者是一位乐天派。凡接触过他的人无不为他活泼开朗、激情向上的乐观主义精神所折服。当朋友问起他快乐健康的秘诀时，他就会乐呵呵地告诉你：“小时侯吃黄花菜吃多了。我的家乡是全国五大黄花菜产地之一。黄花菜又叫忘忧草，顾名思义，我们就没有了烦恼。没有了烦恼，不就全是快乐了吗?”“春有百花秋有月，夏有凉风冬有雪，若无烦事挂心头，便是人生好时节。革命老前辈董必武赋诗说：‘贻我含笑花，报以忘忧草，莫忧儿女事，常笑偕吾老。’”

我们还听到蔡顺利许多有关养生保健的故事。他在养生保健方面曾经是不拘小节的。他认为，人吃五谷杂粮哪能不生病。所以他最不爱跑医院、看医生。但是，三年的卫生援藏工作改变了他的错误认识。2001 年 7 月，他响应党的号召，从卫生部机关到了雪域高原，成为卫生部派出的中央国家机关第三批援藏干部的一员，任西藏自治区卫生厅副厅长。在西藏、在他和全国人民一起抗击非典的日子里，他正在结合自己的实践体会写一篇《我的养生观：随心所欲》的科普文章。由于工作的劳累和高原反应，他病倒在雪域高原，经历了生死劫。后来他听医生讲，他一直高烧不退，昏迷了一天一夜。但他毕竟身体强健，很快便恢复了健康。后来，他结合自己这次生病的体会，把《我的养生观：随心所欲》的文章改写成《有病快快看医生》。2006 年健康报社 75 周年社庆时，社里组织查体，他的各项指标都非常正常。有的领导和职工向他求教是如何进行养生保健的。他一语道破天机：读《健康报》、做健康人、永远让快乐陪伴着自己！他说，“要热爱生活。具体的体会就是，我到哪里，就觉得哪里好。你不喜欢你的工作，你不喜欢你所在的环境，你不喜欢你周围的人，你就很难快乐起来，你就会郁闷，天长日久非生病不可，心理的、精神的、身体的病就会找到你的门上。”

蔡顺利副社长是一位文学爱好者，酷爱写作。他的生活经历使他的创作领域非常宽泛。在卫生系统工作的十八年来，他有大量的与卫生工作紧密相关的文章在报刊发表，其中不少是医学科普方面的佳作。他的文章来源于生活，知识性、趣味性、可读性强，对读者的养生保健有积极的指导作用。我曾经听到关于他的一些文章的创作过程。西藏地处我国西南边陲的青藏高原，高原缺氧使许多人望而却步。他到西藏不久，就发现长时间进藏和短期来藏旅游的人们表现出来的高原反应的症状是不一样的；人与人相比，有畏惧心理的人和战胜高原反应信心比较强的人其表现出来的症状也是不一样的。前者明显重于后者。于是他就写出一篇《高原并不可怕》的文章。当然，他也不忘提醒读者要在“战略上藐视敌人，在战术上重视敌人”。书中收入的一篇叫《脱困的人们要“脱困”》的文章。这篇文章是他根据和同事们在早晨等班车时候的议论产生的灵感来创作的。有的同事说，现在不愁吃，不愁穿，就是觉不够睡的。为什么？分析原因，有的是因为工作忙碌辛苦，没有时间睡觉；有的是因为精神压力大，夜不能寐；有的是搓麻休闲，通宵达旦……凡此种种。于是，一篇告诉摆脱贫困、走上富裕的人们要注意睡眠保健的科普小文就诞生了。可以说，作者的每一篇文章都来源于生活而又高于生活，读来大有裨益。

我们每个人自己的手中都拥有一把健康长寿的钥匙。但你并不一定会使用这把钥匙开启你的健康长寿之门。怎么办？

《境由心生——健康的钥匙在你手中》，不可不读。

刘从明

2007.5

目录

生命繁花艳　健康树常绿

健康是“一”

全国政协委员、著名作曲家刘炽已77岁了。我最近在一次健康恳谈会上见他神采奕奕、容光焕发，看上去也就五六十岁的样子。刘老在谈到健康长寿之道时说“重要的是保持乐观。”他向大家笑说八字真言：没心没肺，能吃能睡。

刘老说，我是喝延河水长大的，那时候，斗争非常艰苦，生活条件很差，但大家充满着革命的乐观主义精神，保持着旺盛的革命斗志，董老（董必武）那时候给我们讲：要想保持健康就要做到吃饭不饱、走路不跑、遇事不恼。我基本上是按董老的要求做的，经过几十年的实践证实这很有道理。

刘老打了一个比喻，他说，健康是革命的本钱，就好比是数字的“1”，是基础；而事业、家庭诸方面是“1”后面的一个“0”。事业的成功使你拥有了“10”，家庭的幸福使你拥有了“100”。你还可能拥有一千一万，但是如果没有了“1”，就什么也没有了。有的人把名利看得太重，为了个人利益搞得不思茶饭，坐卧不安，必然损身折寿。金山银山，没有健康，一切都完蛋。刘老的话很有道理，现代医学研究表明，在人的下丘脑边缘，存在着“快乐”和“痛苦”两个情结中枢，烦躁不安会刺激“痛苦”中枢，引起肾上腺分泌增加、外周血管收缩、消化腺活动下降等变化，影响心脏、血管、肝脏及其他器官的工作。而保持乐观的心境，对人体的生命活动起着极好的作用。正如俗话说的“心旷神怡”、“心宽体胖”。刘老言行一致，在他的名片上只印着姓名、地址和电话。“著名作曲家”的头衔一概没有，征得刘老同意，我把他的话写出来以飨读者。

（原载1998年7月18日《光明日报》）

健康之树

在一切财富中，健康是我们最宝贵的财富。我们可以舍弃一切财富，也一定要拥有健康。只有拥有健康，才能投身到社会主义现代化建设的热潮中去。

当周口店的远古祖先燃起篝火的时候，他们就为生存也为健康顽强地同大自然、同疾病进行不懈地斗争。由于生产力的落后，人类对自然界认识的局限性，对健康的认识很不全面。

我们常说健康长寿，长寿必以健康为保障。秦始皇派出五百童男童女，梦想寻求长生不老药。其实健康长寿的金钥匙掌握在劳动人民手中，千百年来，祖国宝贵的医学遗产才真正是太上老君炼丹炉炼出的灵丹妙药。

健康，首先要有强壮的身体。但这还很不够。健康的身体有赖于健全的精神。同时具有心理健康和较强的社会适应能力才是一个完全健康的人。

现代人的生活、工作，不可能一帆风顺，要有承受挫折、失败的勇气和能力，在逆境中自强不息，沧海横流，显出英雄本色。

现代社会联系的广泛性、矛盾的普遍性，又要求人们保持良好的人际关系，具有集体主义和团结协作精神，在群体中豁达、坦荡、宽容、进取、敬业，充分发挥个人的聪明才智。

健康的身体在于持之以恒地锻炼。心理和社会适应性的良好状态需要在现实生活中不断进行陶冶、修炼和自我完善。如今，健康的话题越来越引起人们的重视，有关健康的科普类读物也越来越丰富，我们对健康的认识更全面了，健康的视野更开阔了。

《健康大视野》，我们的健康之树！

（原载 1993 年 12 月《健康大视野》）

说长寿　话健康

一切良好愿望的实现都始于健康。

长寿离不开健康。我国广西巴马瑶族自治县被国际自然医学第十三次会议确认为世界第五长寿县，据1990年全国第四次人口普查资料表明：该县22.6万人口中有100岁以上的老人69人，90至99岁的老人296人，80至89岁的老人1724人。这些长寿老人身体健康，仍可以从事田间和家务劳动。现代医学研究表明，一个健康的人至少可以活到130岁，足见健康才能长寿。

恭喜发财——没有健康就不能“发财”；

万事如意——当健康如意的时候，才能够万事如意。

现代医学科学已由单纯的生物医学模式向生物——心理——社会医学模式转变。健康的内涵丰富了，视野开阔了。健康不仅仅是不生病，而且包含身心健康和良好的社会适应能力。经现代医学科学研究证明，世界卫生组织确定了健康的十条基本标准：

一、有充沛的精力，能从容不迫地担负日常生活和繁重的工作，而且不感到过分紧张疲劳；

二、处事乐观，态度积极，乐于承担责任，事无大小，不挑剔；

三、善于休息，积极用脑并注意起居规律；

四、应变能力强，能适应外界环境的各种变化；

五、能抵抗一般性感冒和传染病；

六、体重适当，身体匀称，站立时，头、肩、臂位置协调；

七、眼睛明亮，反应敏锐，眼睑不易发炎；

八、牙齿清洁，无龋齿，不疼痛，牙根颜色正常，无出血现象；

九、头发有光泽，无头屑；

十、肌肉丰满，皮肤富有弹性。

我们在平时生活中，不妨经常用这十条对照，随时注意调整，不失是自我保健的好方法。

（原载 1994 年第 1 期《中国卫生界》）

百岁老人的长寿“秘诀”

岳母今年已经98岁高龄了，仍然是自己一个人独立生活。她眼不花，耳不聋，腰不弯，背不驼，身体健康，无病无疾，与我三十年前第一次跨进家门见到她相比，除了满头银发，其他并没有多大变化。至今，从打水做饭，到缝衣套被、喂鸡喂羊，除重体力劳动外，力所能及的活儿全是自己干。

岳母现在四世同堂，重孙辈的子女已十七八岁。从老人家的身体状况看，迎来五世同堂大有希望。去年子女们考虑到她的年龄太大了，决定不再让她单独做饭、自理生活，而是让她在两个儿子家轮流吃饭，以结束老人家的劳作之苦，颐养天年。可是，那一段时间，岳母常常会闹一点小病。这样生活了几个月，她怎么也不愿意“衣来伸手、饭来张口”，一定要自己重新立灶做饭。说来也怪，等到岳母又重新自理生活的时候，这样那样的小毛病竟然全好了。

其实，说怪不怪。我们问起岳母长寿的秘诀，她总是笑着回答，哪有什么秘诀，一切都是顺起自然。**顺其自然**，正是岳母健康长寿的秘诀。**不怕吃苦、勤于劳作、乐观生活、充满爱心**正是岳母的长寿之道。

岳母出生时的旧中国还是清朝社会。她出生在农村穷苦人家，一辈子吃的苦就是牛车拉汽车载也说不完。从她记事时候起就开始劳动了。穷人家的孩子上不起学，会走路就开始学干活。先是烧火做饭，拾柴提水，放羊打猪草。年龄稍大一点就随着大人到田里去劳作。十几岁出嫁，岳父家照样是贫穷的。她嫁到岳父家以后，上要侍奉公公婆婆，下要照顾子女，可以说吃尽了苦。但她从来不畏困难，不怕吃苦，在困苦中显示出中国女性的坚强。至今，她的生活仍然非常俭朴，以苦为乐。

岳母非常勤劳，年轻时无论家务活，还是地里的农活，里里外外都是一把干活好手。解放后的几十年里，她既要干集体的农活儿，挣工分，能顶上一个男劳力，又要做家务，搞点家庭副业。她总是家里、地里，地里、家里，从天不亮到日落，夜晚常常还要缝补浆洗，一刻不停地忙着。既把家里收拾得干干净净、利利索索。又养着家畜家禽，用以贴补生活。别看她现在九十多岁了，她照样闲不住。春天里打猪草，夏天里拣麦穗，搂柴草，秋天里也是拾秋拣柴。如今，她的劳动成果自己还吃不完，拣的柴草一年烧不了。

岳母一辈子生活虽然非常清苦，但她始终非常乐观。吃大锅饭的时候，她看到孩子们吃不饱，就偷偷的到地里挖野菜回来为他们煮着吃。那时候，除了吃大食堂，家家户户是不允许开火的，只要看到家里冒烟，就会来人干涉。结果是把家中偷藏的惟一一口小铁锅也收走了。岳母又找来瓦罐接着煮，于是，来人就把瓦罐砸了个稀巴烂。岳母从不气馁，后来就干脆捉来蝗虫用火烧着吃。她始终这样坚强、乐观地生活。

岳母不仅勤劳、乐观，而且又非常善良，有着女性博大的爱心。她尊老爱幼，关心别人，亲戚朋友家里有了困难，她都表现出极大的同情，如果有能力从物力上给以帮助她会毫不吝啬。即便是现在有了什么好吃的，她首先想到的还是自己的儿子、孙子和重孙。去年，我们本来好心让她来北京住一段时间享享清福，可她寝食不安，一直惦记着在老家生病的六十多岁的儿子和女儿，没有办法，只好又把她送回了老家。

岳母在生活上可以说好孬皆宜，从不挑挑拣拣。她吃过草根树皮，一天有两碗稀粥也能度日。如今，她每天也就是馒头稀饭，连一点青菜也吃不上，却仍然是有说有笑，其乐融融，还一刻不停地做着力所能及的家务活。

（原载 2005 年 9 月 1 日《保健时报》）

健康是真正的美丽

爱美之心，人皆有之。但不同的国家和民族，不同的风俗习惯和文化传统，不同的时代以及人们所处的不同地位，对美的认识和追求都不尽相同。

春秋战国时代，楚灵王认为妇女细腰才美，结果是宫女宁愿饿坏身体也不吃饭，以致“楚王好细腰，宫中多饿死”。南唐李后主的宫嫔缠足而舞，贵族们认为很美，结果“三寸金莲”戕害中国妇女一千多年。

追求美最忌“东施效颦”。美女西施因为胸部疼痛，经常在人面前捂着胸部皱着眉头。她的东邻有个丑女见了，觉得那样很好看，也学着西施的样子在人面前捂着胸部皱眉头，可是谁也不认为她的举止美。

追求健康美是时代的要求。生活中不少女性为窈窕玉体、膏唇秀发、迷人的曲线、纤细的腰肢，不惜付出健康作为代价。这样的美丽未必“动人”。大观园里的林黛玉是一个弱不禁风、多愁善感的病态美人，“闲静如娇花照水，纤细如弱柳拂风”。花开花落只是自然界的规律，而她却荷锄葬花泪涟涟：“侬今葬花人笑痴，他年葬侬知是谁?”担心“一朝春尽红颜老，花落人亡两不知!”从现代医学和心理学角度看，她是一点也不健康，当然也不美。

健康是美的源泉，没有健康就没有美。

构成美的内容是丰富的。如“沉鱼落雁、闭月羞花”的姿色美；姿态音容、穿戴服饰形成的外表美；志趣情操构成的内心美；文雅、和气、谦虚形成的语言美；整洁、朴素、大方的仪表美；纯正、诚实、坦率的心灵美；还有身体健康的强壮美。

姿色美在很大程度上是遗传的、先天的，不能取决于自己。然而，其他诸美却是后天的，是取决于自己的。人造美女固然可爱，但那不过是一束塑料花。

健康的美不仅仅是姿色美，更要心灵美。花美在表面，人美在内心。人的外表美是短暂的。青春美色灼神动情，却像落花流水一样转瞬枯萎。一个美丽的人只能悦目，带来一时的欢欣；一个心灵美的人可以赏心，带来一辈子的幸福。心灵美是一种深沉永久的美，她给人以宁静幽雅的风韵，使向上的心产生追求更高境界美的渴望。十个漂亮的洋娃娃也顶不上一个普通的人。因为洋娃娃虽美而没有灵魂。一心追求天仙花容的过客，往往只配做外表美的俘虏，有时还要付出惨重的代价。“莫斯科第一美人”冈察罗娃曾使俄国伟大的诗人普希金狂热地追求。后来他们也结了婚。一个要用诗歌唤醒人民，一个却整天沉醉于上流社交和宫廷舞会。最后诗人饮恨惨死在妻子的情人丹特士枪口之下。19 世纪俄国著名作家别林斯基说：“外表的纯洁和优雅，应是内心纯洁和美丽的反映。”

健康的美不仅是服饰美，更要思想美。鸟美在羽毛，人美在学问。衣服是文化的表征，是思想的形象。如果仅仅有了衣服的美而没有知识，那只能是“金玉其外，败絮其中”。一味追求衣着打扮美，势必要花费大量的时间、精力，影响工作学习，正如一位诗人所说：“如果是一个没有知识的空洞脑袋，就不应该有漂亮的头发作装饰。”

健康的美是身体健康和心理健康的和谐统一。根据现代医学的研究和世界卫生组织提出的标准，主要包括以下内容：肌肉丰满，皮肤富有弹性；头发有光泽，无头屑；牙齿清洁，无龋齿，不牙疼，牙根颜色正常，无出血现象；眼睛明亮，反应敏锐，眼睑不易发炎；体重适当，身体匀称，站立时，头、肩、臂位置协调；能抵抗一般性感冒和传染病；有充沛的精力，能从容不迫地担负日常生活和繁重的工作，而且不感到过分紧张疲劳；处事乐观，态度积极，乐于承担责任，事无大小，不挑剔；善于休息，积极用脑并注意起居规律；应变能力强，能适应外界环境的各种变化。

愿天下人都拥有健康的美丽！

（原载 1998 年 9 月 26 日《中国体育报》）

祝福健康

一年一度的新春佳节来临之际，老友新朋间相互问候，贺年卡如春天里的蝴蝶，多姿多彩，忙坏了绿衣使者。

细细品味贺卡上的千言万语，无不反映着人与人之间的深情与友谊，也反映出人们的职业特点、文化修养、性格特征。贺语有的咏物寄情，有的以物寓意，有的风趣幽默。可以说字字情真意切，句句隽永瑰丽。不妨让我为大家采撷如下：

“朋友之间是不添加调味品的纯汁，不注入色素的原味，因此不需要防腐剂、保鲜膜，友谊永远历久弥新。”这是从事食品行业工作友人的祝福。

“我是一只孤独的小船，渴望那温暖的港湾，不管天涯海角多么遥远，我会驶来轻轻地靠岸，诉说风浪中的思念。”这是来自海岛朋友的心语。

一位分别多年的战友写道：别让时间冲淡友谊的酒，别让距离拉开思念的手。祝福你，老战友！

刚刚分别的医生写道：你那甜甜的微笑，像你拥有的才华一般那么丰盛。以满怀的喜悦，寄上我最真挚的祝福！

圣诞节那天，乘坐大连飞回北京的飞机，空姐微笑着递上一张贺卡，打开一看：愿朵朵白云，化为千万个祝福，祝福你拥有一个丰富多彩的快乐人生。

当然也有诸如升官发财，出门拣金子的俗语。

不过最使我遗憾的是，在片片雪花般飘落的贺卡中却缺少一个内容，那就是祝福健康。其实，健康是我们的资本、财富。常言说得好，什么都有就是不要有病。《中共中央、国务院关于卫生改革与发展的决定》开篇指出：人人享有卫生保健、全民族健康素质的不断提高，是社会主义现代化建设的重要目标，是人民生活质量改善的重要标志，是社会主义精神文明建设的重要内容，是经济和社会可持续发展的重要保障。全党全社会都要高度重视卫生事业，保护和增进人民健康。

所以，在新春到来之际，让我们在向亲友、向同事、向读者的殷殷祝词中，添上一句：祝福健康！

（原载 1997 年 1 月 25 日《健康报》）

“忘忧斋”里平常心

参加工作近30年，搭上福利分房的末班车，在实行房改的优惠政策中分到新居，且使自己拥有一隅书屋，其高兴劲无以言表，也就附庸风雅一番。名人把书屋叫做“听风楼”、“静心斋”，友人则唤做“如歌居”、“练狱房”，而我要称呼自己的书屋为“望忧斋”。

忘忧斋？有朋友戏言，表示不满。说，古人尝能够做到先天下之忧而忧，后天下之乐而乐，你怎能就忘忧了呢？朋友曲解了忘忧斋的意思。忘忧斋并非要忘掉忧国忧民、“两耳不闻窗外事”。美国撞毁我国飞机的霸道行径，我也非常愤慨；法轮功邪教害人不浅，也是坚决斗争；石家庄爆炸案，北京的申奥能否成功，无不让我思考、忧虑。忘忧斋实在是要求自己保持一颗平常心，是自我修养的一种境界。

我的故乡是全国黄花菜五大产区之一。黄花菜又名忘忧草，根系发达，适应性强，抗贫瘠耐干旱，路边地头，房前屋后都能生长，其花期长，从初夏一直开到秋末。黄花菜营养丰富，是餐桌上的佳肴，还具有消炎止血、清热镇痛等保健功效。当有人夸我整日里乐乐哈哈、很少忧愁时，我就告诉他们，我们那里人都这样，大概是黄花菜吃多了的缘故。

至少我的居住条件真可以忘忧了。昔日的居室冬天暖气不热，夏天不敢开窗。除了阴暗潮湿和灰尘外，还有昼夜轰鸣的汽车声。对面的楼房是宾馆，窗口挂着的空调机，夏天里昼夜响个不停，宾馆凉爽了，可热气排在外面了，你开了窗子就只能接收热风热气，真是又热又噪。下雨的时候，凉台哗哗漏水，盆盆罐罐都要用上。外面不下了，屋里还“滴答”有声。楼上人家湿墩布擦地，楼板缝就一个劲地滴水。更何况还有倒了茶杯、掀翻脸盆以及小孩戏水的乐趣。最可怕的要算下水道冒水，天天提心吊胆，从“十一”到春节期间更是防不胜防。有一次下班回家打开房门，地上的鞋子都小船般地漂起来了。你想想，去上班、去出差，能没有忧虑和牵挂吗？

有伟人说过，不满足是进步的车轮，这是讲追求知识，奋斗事业。而我们在生活上、享受上则需要知足者常乐。非淡泊无以明志，非宁静无以致远。人家有了汽车你就眼红，人家比你钱多你就嫉妒，人家比你官大你就羡慕，岂不要影响心理和身体健康，忧出病来。雷锋的名言永不过时，工作上要高标准，生活上要低标准。要忧大事，想事业，而不能忧享乐，为自己。人生不如意事十有八九，顺心事百之一二，沉着乐观地生活和奋斗，终身受益。我在军队工作期间，不只一次地讨论“不想当将军的士兵不是好士兵”对不对？我说又对又不对，将军毕竟是少数，都当将军谁去冲锋陷阵。领导层就像金字塔，一个国家只有一个总理，一个主席，如果都是领导，一人一把号，各吹各的调，那就乱套了。曾经有个顺口溜：“共产党员是块砖，那里需要那里搬。砌在高楼不骄傲，铺在厕所无怨言。”火车现在提速了，过去需要一天两天才能到达的地方，现在可以夕发朝至，可是没有铁轨，没有路基、石子不行啊，做一颗永不生锈的螺丝钉也是伟大的。写到这里，我不妨抄录自己仿《陋室铭》所作的“忘忧斋”词：

忧不在小，久积成病；乐不在少，常保益身。冬夏吟冷暖，春秋论古今。立志贵在行，学知须勤奋。可以读书报，著文章，聆箴言，觅知音。人生短弹指，历史长河奔，生活当热爱，工作倍珍惜。做事脚踏实地，为人诚恳率真。朴朴素素雅趣增，平平凡凡笔耕勤。大山赖细土，小草依开心。三发三不发，四自四基本。岁月无意催渐老，风雨有情砥砺人。永远不败是精神！忘忧也，陋室慰斯人。

（原载 2001 年 6 期《中国卫生人才》）

读书的日子是快乐的

我曾经在一篇文章中写下：优秀的书籍是我们永远的“情人”。

的确，读书的日子，即使没有钱，也并不感到难过。读书是一种乐趣，一种享受，一种撷取。当你展开心爱的书籍，用心品读的时候，不知不觉中，书的融融馨香驱散了身心的疲惫与烦恼、世事的烦琐与纷争。从书中吸取丰厚的知识营养，给精神以滋补和调养，使之意境开阔，心怡神扬，永葆向上的青春活力。

我从小生活在农村，又赶上“文革”，那时候很少有书读。正像我在《竹颂》一书的后记中回忆的那样：没有书，从城里来到乡下的语文老师就给我们讲古诗词，把我们带进祖国丰富深厚的文学殿堂，让我们在知识的海洋中畅游。从此，我与书结下了不解之缘，养成了爱读书的习惯。同学们得到一本好书，争着读，抢着抄。冬天屋里不生火，小手冻得像胡萝卜；而夏天又热，读书又免不了驱赶蚊虫，汗流浃背。在我的儿子一周岁那年夏天，我曾经写过一首《暑读》的小诗：左手翻书页页湿，右手执扇驱儿汗，足下一盆清凉水，头上玉珠断了线。这是夏天读书生活的真实写照。然而，苦中却有乐。读书的确很苦，可没书的日子更苦。

参军入伍以后，连队有书报可读，但也很有限，在训练和值勤的间隙，在防震棚里，在炉火旁边，更多时间读的是《毛泽东选集》、《列宁选集》。时间少，条件差，不能坐下来读书的时候，就在口袋里装上一篇优秀的散文或诗歌，一段段地背诵。如高尔基的《海燕》、郭小川的《团泊洼的秋天》等都是这么背诵的。提干以后，春节也时常不回家，这是读书的最好时候，我曾在《一个愉快的春节》诗中写下“往年春节梦逍遥，今日书山攀兴高，一天定将百页读，胜饮美酒乐陶陶。”读书的时候，用自己的眼光看待人间冷暖尘世悲欢。让心静静地在书中沐浴熏陶，把烦恼抛到九霄云外。

改革开放以后，我不仅进了军校读书，而且在没有围墙的大学里刻苦学习，读完大专、本科直至硕士的课程。我为自己定下的修养要则就是要“发奋读书、发奋工作、发奋写作”。一顿饭不吃还可以，一天不读书不写点东西就难受。在工作实践中，我把学习的欲望转化成为从知识中吸取营养，得到力量，指导自己的工作。学是为了用，学与干并不矛盾，工作需要学习，学习是为了更好地工作。

江泽民同志关于“讲学习、讲政治、讲正气”的号召，进一步激发了我的学习热情。我坚持读书并用自己的笔墨书写人生，把自己的欢乐带给更多的朋友。几年来，我先后在50多种报刊上发表散文、诗歌、杂文等400多篇，出版了散文《竹颂》、《麦黄杏》、《新中国儿女英雄传·卫生篇》，与人合作出版了《白衣天使之歌》等书；被中国作家协会、中国散文学会吸收为会员；我还先后担任《中国卫生人才》杂志主编和一些报刊的编委或特约通讯员。我的《竹颂》一书，曾被同事带入病房，让病友们争相传看；一位同事的女儿在学校朗诵竞赛中朗诵我的散文曾获得一等奖。《微笑的魅力》那篇文章在一家1000多职工的医院做到了人手一份，医院为此还开展了微笑服务活动。

今年初，随着我居住条件的改善，终于拥有了自己的书房。我给自己的书房起名“忘忧斋”，并赋词一首：忧不在小，久积成病；乐不在少，常保益身。冬夏吟冷暖，春秋论古今。立志贵在行，学知须勤奋。可以读书报，著文章，聆箴言，觅知音。人生短弹指，历史长河奔，生活当热爱，工作倍珍惜。做事脚踏实地，为人诚恳率真。朴朴素素雅趣增，平平凡凡笔耕勤。大山赖细土，小草依开心。三发三不发，四自四基本。岁月无意摧渐老，风雨有情砥砺人。永远不败是精神！忘忧也，陋室慰斯人。

半年来，我的业余时间是在“忘忧斋”一边读书，一边写作。在这里写出的文章已先后在《中国人事报》、《健康报》、《中国卫生》等报刊上发表20多篇。

（原载2001年7月31日《中国人事报》）

四季都是读书时

读书的名言警句在我们的生活中俯拾皆是，激励着我们多读书，读好书。西汉学者刘向说，书犹药也，善读可以医愚。高尔基把书籍比作人类进步的阶梯。莎士比亚把书喻为人类的营养品，他说，生活中要是没有书，就像大地没有阳光；智慧里没有书，就像鸟儿没有翅膀。

但是，社会上也流传着一些影响人们读书的闲言俗语。如“春天不是读书天，夏日炎炎正好眠”，又如“春困秋乏夏打盹，睡不醒的冬仨月”，都是说一读书就犯困，打不起学习的精神。

其实，当我们看到优秀的书籍如同饥饿的人扑在面包上，如同行走在沙漠中突然发现一股清泉，就是说我们有了求知若渴、发奋读书的愿望和精神，那么，我们说四季都是读书时。

春天里风和日丽，万木复苏。常言说，一年之计在于春。春天，正是我们总结过去、开拓未来的时节，是我们长跑路上前一站的结束和新一站的开始。特别是春天里有许多节日，如新年、春节，我们解脱了一年的劳顿，沉浸在欢乐祥和的气氛中，平时没有时间读书，此时，正是读书良机。我们可以与亲朋少饮一次酒，与牌友少玩一次牌，伴随着书香迎接美好春天的到来。

夏天里阳光炽热，色彩绚丽。此时正可以掀起一个读书的热潮。或在公园的长凳上，或在柳荫下席地而坐，或荡舟于碧水中，或独坐书屋冥思，或三五人切磋交流。有道是，心静自然凉。只要我们静下心来，让思想的触角深入到书中其情其景中去，读书自然会有收获。这时候，我们可以读“北国风光，千里冰封，万里雪飘”的壮丽诗篇。可以欣赏“千山鸟飞绝，万径人踪灭。孤舟蓑笠翁，独钓寒江雪”的雪中佳景。

秋天里浪漫如歌，硕果累累。秋天是收获的季节，也是读书的时节。捧一本心爱的书，或漫步在落叶满地的枫林里，或倚树而坐，书香伴着泥土和秋叶的芳香，任枫叶飘落在你的脸上、手上和书上，你可以和书中主人公一起，喜怒哀乐，如痴如醉。撷一片红叶夹在书中，那是你在秋日里读书最美好的记忆。

冬天里寒风呼号，瑞雪纷飞。此时我们再也不用学古人映雪读书，生一盆碳火，在西藏则生的是一盆牛粪火，浑身被火烤得热热乎乎，心中会因读书读得热热乎乎。红红的火苗，映红了你的胸膛、映红了你的脸庞，而书中的“火苗”则燃烧着你的激情，“平生历尽寒冬雪，赢得清香沁大千”。古人说，“书中自有黄金屋”，“书中自有颜如玉”。四季读书可以使我们从无所事事中解脱出来，克服慵懒，追求高雅，终生受益。

（原载2002年10月12日《西藏日报》）

水“火”和谐身强健

水是生命的摇篮。生命起源于海洋，逐渐进化出陆地生物。地球上如果没有水，就不会有千差万别的物种、姹紫嫣红的色彩，更不会有智力高度发达的人类。

水是维持人的机体正常生理活动的必需营养物质之一。在人体各种成分中，水是身体的主要成分。成年人体内水占体重的60%；年龄越小，所含水的比例就越高，新生儿体内水约占体重的80%。由于人体含有充实的水分，人才显得滋润丰满。年轻人肌肤鲜嫩，面如桃花，水灵灵的，就是因为细胞含水量较多。随着年龄增大，细胞中结合水逐渐减少，人也就逐渐衰老。新陈代谢是生命的基础，水是参与新陈代谢的最佳溶剂。水在人体的作用极其重要，它输送营养物质、排除废物、参与化学反应；人体血液中含有80%的水，它起着运送血液、调节血液的PH值、降低血脂、带走附着在血管上的黏稠物等重要作用。成年人每日通过饮食摄取大约3升左右的水，并通过排泄、呼吸、出汗，维持“进出口”平衡。人可以“绝食”，但如果“绝水”超过七天，生命就会受到严重威胁。

火，也是维持人体生命的动力。中医理论用自然界的“火”打比方，说明人的生命活动和病理现象。人体生理的“火”，对人的健康也是有利有弊的。“火”是人体生命的活力，就好比太阳一样促进万物生长。维持人体正常生理活动热力的“火”能滋生人的正气。正气旺盛时，人的生命活力也会旺盛。

人身上的“火”，可以温养内脏、充实肌肉皮肤，保护人体不受外邪的侵犯，保证人体的消化、循环、呼吸、生殖等各个系统的功能，维持人的生命。

人体病理的“火”，有内火和外火。外火是由风、寒、湿、燥侵入人体引起的。如冬天里得了风寒感冒，自己感觉发冷，开始有点发烧，不出汗，身上发紧，及时喝点姜糖水，盖好被子发汗，将外来的风寒散发出来。否则就会出现高烧、口干、嗓子痛的热症。当人们遇到不顺心的事情时，常会“上火”，这里的“火”就是“内火”。内火是因为精神情绪等因素的刺激引起的脏腑、气血功能失调。中医认为：高兴太过伤心；大怒伤肝；忧愁过盛伤脾胃；悲伤太过伤肺；受惊吓伤肾。当身体缺水时，就会“上火”，人体上火时，大量消耗体内的水液，产生口渴、血压降低、皮肤发干等脱水症状。脱水会引起细胞代谢障碍，能量减少，生命中正常的“火”力降低。当脑细胞严重脱水时，会引起脑功能障碍，甚至昏迷和死亡。所以人体必须补充足够的水分，以“水”调节身体内的“火”。饮水，最好是饮用水质优良、没有污染、新鲜的白开水。这种白开水含有丰富的矿物质、微量元素和维生素，晶莹、清澈、入口绵软、口感清新，以其独特的生物活性滋润和涵养人体细胞。

我们提到水与火时，常常说“水火不相容”。然而在人体的生命活动中，水和火就是这样构成了辩证的有机统一体，维持着人体生命的健康。

（原载 2006 年 7 月 31 日《中国电视报》）

品尝“秀逗”

朋友自沪回京，带回一种叫“秀逗”的水果糖，包装小巧精致，上写着“樱桃口味”，非常诱人。剥去糖纸，含一块入口，又苦又涩又酸，其难受程度就好比在你流血的伤口上又撒上一把盐。几位同事忍不住吐了出来，我却硬着头皮坚持品尝下去，只一瞬间，“秀逗”仿佛一位魔术大师，口中苦涩酸味荡然无存，满口甘饴如蜜。小小的“秀逗”让我细细品味出人生深刻的哲理。读书、生活、工作等就像品尝“秀逗”一样，只要忍受一下，坚持下去，常常是“山穷水复疑无路，柳暗花明又一村”。

读书就像“秀逗”一样。面对着艰涩的文字，深奥的理论，夏日的酷暑，冬天的寒冷，工作的劳顿，如果停滞不前，浅尝辄止，那么读书就是一种负担、一种痛苦。坚持把书读下去，你就会觉得书是永恒的伴侣和慰籍，会使枯燥乏味的岁月化作令人愉快的时日，即便是“锥刺骨、头悬梁”也觉得是一种幸福。

工作就像“秀逗”一样。求职、应聘、上岗，面对从事的一项新的工作，总会感到生疏、棘手、需要经过熟悉——熟练——创造性工作的过程。面对这样或那样的困难，如果退却了、消沉了，那事业不可能成功，坚持下去，就会胜利。我入伍的第三年，任连队给养员，当时，连队没有节余经费，伙食较差。组织上交给我一个重要的工作，就是白手起家建一个猪场。建猪场需要砖头、木料、水泥。怎么办？我也非常着急，但我没有消极，骑上自行车跑遍了北京城，终于找到了建猪场所需的材料。连队搞好养猪种菜，伙食改善了，家底也厚了，战士高兴，首长高兴，我也真正体会到苦中有乐，苦中甘甜。每当工作中遇到困难，我就是这样鼓励自己。只要精神不滑坡，办法总比困难多。

生活就像"秀逗"一样。生活是一团麻，那也是麻绳拧成的花；生活是一根线，也有那解不开的小疙瘩；生活是一杯酒，饱含着人生的酸甜苦辣。生活并不总是晴空丽日、浪静风柔，有时候也会疾风暴雨、乍暖还寒。为住房、为工作、为健康，总有说不完的烦恼、道不尽的辛劳。但只要坚持和忍受一下，就可以从烦恼和辛酸中解脱出来。宝剑锋从磨砺出、梅花香自苦寒来。风雨中不要怕，走过去前方是一片明媚阳光。选择奋斗，付出的是辛劳，收获的是幸福。

人生苦短，失败或挫折总是与生俱来，不可能一帆风顺、四平八稳。童年有童年的欢乐，有时也会有莫测的风云，青年有青年的追求，有时也会失意和怅惘。面对失败或挫折，只要我们不畏困难，锐意进取，就没有翻不过的刀山，过不去的火海。在人生的征途上，有鲜花，有歌声，也有风雨和荆棘，让我们在行囊里多带几粒"秀逗"吧，当我们面对困难、逆境的时候，取一粒含在口里，"秀逗"会告诉我们，坚忍之志能焕发出无比巨大的力量，帮助我们战胜难以想象的困难，使我们最终品尝到无尽的甘甜。

（原载2000年10期《中国卫生人才》）

战胜自己

科学家做过这样一项实验：把一只青蛙投入热水中，它纵身一跃，逃离危险，而把它放在自然水温中，则悠哉游哉。逐步升高水温，当青蛙意识到热水有生命危险时，已难逃厄运。人亦如此，如果自己的缺点、弱点不能够认识和克服，自己就成为自己最危险的敌人。战胜自己，克服自己的不足，才能使自己成为有修养、有道德、有益于人民的人。

如何战胜自己呢？《西游记》中有一个大家熟知的猪八戒。所谓八戒乃佛教的“八关斋戒”，指佛教在家男女一日一夜中所授的八种斋戒法。倘若亦从“八戒”入手，持之以恒，定能不断加强自身修养，战胜自己。不过这不全是佛教中的“八关斋戒”，而是要戒躁、戒惰、戒贪、戒妒、戒僵、戒骄、戒卑、戒娇。

扬子江里的龟喜欢在枯数枝上晒太阳，扬子鳄则把自己的躯体当作枯树枝供龟享受，当龟爬上去以后，鳄就不断将身子往下沉，龟则一步步朝鳄的头部爬去，结果成了扬子鳄的美餐。懈懒就好比扬子江里的龟，养尊处优、追求享受、贪图安逸，必然滋生娇气，缺乏忧患意识，丧失警惕和斗志，在“糖弹”面前打败仗。

柳宗元在《蝜蝂》中讲到的这种虫子，本来它可以轻松地活着，但是它太贪，一路走过不论是食物，或是尘土沙石，不管有用没有用都要。积重难返，终于被累死。贪爱财物的人就好比蝜蝂，胃口不断增大，手段更加恶劣，其结果也逃不出蝜蝂的命运。我们要树立积极的人生观、价值观和世界观。诚如方志敏忠言：清贫、洁白朴素的生活，正是我们革命者战胜困难的地方。

我们提倡解放思想，反对教条主义和本本主义。客观环境无时无刻都在运动和变化着，有策略、有步骤的随机应变是一种智慧。僵化就要落伍，就会颓废。适者生存，适者发展。我们不做变色龙，亦不能碌碌无为，苟且偷生，但目标要始终如一，向前，攀登，不断进步。

骄傲是只“拦路虎”，常挡在成功的道路中间。列宁说，最有害的就是自以为我们总懂得一点什么。骄傲自满就会不思进取，就容易目中无人，就会失去朋友。要知道，社会就如同一部机器，一个人的能力再强，水平再高，也仍然是一个机器上的零件，个人的价值必须通过与他人、与社会的协调合作才能充分发挥。

缺乏自信心，是一种不相信自己能够实现理想、愿望的心态。在权势面前，在金钱面前，有些人容易堕入自卑的泥潭，感到自己事事不如人。尺有所短，寸有所长，天生我才必有用。我们不能预知明天，可以把握今天；不能样样顺利，可以事事尽力；不能改变容貌，可以展现笑容；不能控制他人，可以掌握自己。

在加强自身修养中，我提出“三发三不发”要则，即发奋读书、发奋工作、发奋写作，不发愁、不发火、不发光。定与“八戒”一并坚持，以战胜自己的弱点。

（原载1999年1期《中国卫生人才》）

健康步道

巍巍中华世纪坛身后是风光秀丽的玉渊潭公园。公园里掩映在绿树丛中、铺设在玉渊潭和八一湖畔的鹅卵石小径，被健身者称之为“健康步道”。无论是樱花盛开的春天，还是赤日炎炎的夏日，无论是枫叶如丹的金秋，还是寒风萧瑟的严冬，这里总是聚集着三五成群的健身者。看他们身穿各式各样的休闲服，脚踏或软底布鞋或自织的毛线袜或丝袜或赤足，在弯弯曲曲的鹅卵石上走来走去。他们有的全家一起行动，有的街坊邻居结伴，也有一些人尤如一滴水珠汇入健身的洪流。他们中锲而不舍的已轻松自如，新近加入的则皱眉咧嘴。他们的步态有快有慢，步幅有大有小。他们边走边谈笑、边走边放歌，显现出健身的愉快和怡悦，与荡漾的碧波辉映成趣，组成了公园里一道亮丽的风景。

踏石健身是一种被科学证实的有益运动。它不仅能够改善脚跟部位的肌骨结构、预防脚跟骨刺和脚部骨骼变形、防止足癣，提高双足对冷、热的耐受力和运动灵活性，而且有利于促进血液循环、降低血压和血脂，促进睡眠，防治感冒，消除疲劳，使身心产生一种轻快、舒适的感觉。

在我国，古人已非常重视踏石健身运动。中医经络学认为，人体的五脏六腑在脚上都有相应的穴位，脚底是各经络起止的汇聚处，脚背、脚底、脚趾间汇集了 60 多个穴位，脚掌上有无数的神经末梢与大脑相联。中医更把脚心的涌泉穴位当作全身病气的排出口。光脚走在石子上，可使这些穴位受到刺激，并通过经络传感到各个器官，从而起到协调腑脏，促进气血流畅、祛病疗疾、强身健体和增强人体免疫力的作用。

据《健康报》报道，我国广西巴马瑶族自治县巴马镇龙洪村巴买屯，有一位常年赤脚的瑶族老寿星，她虽已106岁，身体仍然非常健康。由于她小时候家中穷苦，直至长大以后仍然没鞋穿，也就养成了不穿鞋的习惯，无论是田间耕作，还是在山路、石子路上都能自如行走。

如今，城市人口稠密，受居住条件、工作和自然环境的限制，人人不可能都有条件进行踏石健身运动，于是，有人就在家中或用石子和沙子铺就一方卵石小径，或把卵石装入布袋以备随时踩用。而商家则根据足底按摩的原理制成塑料“健康步道”，携带方便，用时展开，用后卷起，使人人都有机会加入踏石健身运动的行列。

（原载2002年9月7日《健康报》）

健康步道易致病

最近我们在台湾参观访问时，看到当地的多家媒体对公园等地建设的用于健身的“健康步道”设施提出了质疑。台北市宣布禁止在公园里新设健康步道，甚至要拆除公园里已有的鹅卵石小道。

“健康步道”指的是根据足底反射健身的原理，用鹅卵石铺成的小路。人们一直认为，这种运动能够按摩足底促进健康。它不仅能够改善脚跟部位的肌骨结构、预防脚跟骨刺和脚部骨骼变形、防止足癣，提高双足对冷、热的耐受力和运动灵活性，而且有利于促进血液循环、降低血压和血脂，促进睡眠，防治感冒，消除疲劳，使身心产生一种轻快、舒适的感觉。但是，最近，台湾有关报道援引医学专家的观点指出，“许多人踩了健康步道后不但没有治好病，反而得了足底筋膜炎。”

医学理论认为，人体全身的疾病，可在身体某个部位看到一个“缩影”。足底是人体最基本的的避震器，拥有一层厚厚的脂肪垫，并且有四层肌肉构成，结构强健不易受伤。全足有六十二个反射区。通过对某个反射区进行按摩，可对身体的相应部位起到保健作用，还可以治疗某些疾病。而健康步道之所以会使人患上疾病，是因为当人行走在健康步道时，全身体重皆压在鹅卵石上，依据压力与受力面积成反比的定律，足底所受的力远远超过了自己的体重，所以很容易患病。

专家指出，筋膜炎患者的症状是，早晨踏地时足底剧疼，大约半小时后或走一段路即缓解，但久站后又开始疼痛，并且会反复发作。不过患了筋膜炎并不可怕，应立即休息冰敷，同时可以在地上放一本大约十公分厚的书，站起身来把脚尖放上去，身体微向前倾施力，每次站立 10～15 分钟，每日锻炼数次，就会很快痊愈。重要的是停止在健康步道上进行事与愿违的健身锻炼。

（原载 2007 年 3 月 12 日《健康报》）

献血利于防心病

在我们赖以生存的地球上，遍布纵横交错的河流。人体内的血管象地球河流一样密布。据科学家研究资料显示，人体各处纤细的微小血管有一千多亿条，全部连接起来几乎长达10万公里，可以绕地球两圈半，相当于我们长江、珠江、黑龙江和淮河等内河通航里程。人类的血液由血浆、红细胞、白细胞和血小板组成。血液的颜色决定于红细胞。红细胞内含有血红蛋白，血红蛋白是携带氧的，浑身通红，把血液点染得红彤彤。所以，人类拥有的是一条条“红河”。

今年10月1日实行的《中华人民共和国献血法》规定我国实行无偿献血制度。无偿献血，是一个国家文明的标志，是社会主义精神文明建设的重要内容，是一种高尚而光荣的行为。

据中国红十字总会血液事业部提供的资料表明，适量献血可以减少心血管疾病的发生。就像我们治理长江、黄河一样，使人体的“红河”水——血液，畅通无阻，呵护健康。

近年来，我国青岛医学院附属医院神经内科的专家，以“关于多次献血者血液稀释状态与动脉压及心脑血管疾病的关系”为课题，对多次献血者127例、高血压患者87例等进行了血液流变学对照性研究，结果证明：献血对心脑血管系统有良好的远期影响，对减少心脑血管病的发病率具有积极的预防作用。

1984～1989年芬兰科学院院士萨洛宁教授和他的研究小组对本国2782名42岁到60岁之间的男子进行了调查分析。结果表明，献过血的人五年半后患冠心病的比例比没有献过血的人少86%。在另一项研究中，对献血1～2次的1532人跟踪观察发现，结果仅1人发生急性心肌梗塞，他对未献过血的2306人进行对照观察，有226人发生急性心肌梗塞，发生率竟高达9.8%，与献血组有明显区别。

美国堪萨斯大学医学中心心血管疾病研究小组对655名献过血的人和3000名未献过血的人进行跟踪调查，结果发现在过去三年中献过血的男子患心血管疾病的危险只有未献过血的人的1/2，患某些心血管疾病的危险只有后者的1/3。

研究人员解释说，这一现象与体内铁元素的贮存量减少有关。铁元素在人体合成氧化酶过程中起催化剂作用。献血后体内铁元素贮存量可以明显减少，每献出500毫升血液相当于排除200～500毫克铁，因而人体合成的氧化酶也相应减少，这样血液中的脂质被氧化的数量就小，从而减少了附着在血管壁上的沉积物、降低了心血管疾病的发病率。

我国和芬兰及美国科学家的研究结果均表明，献过血的男子患心血管疾病的危险性将大为降低。为此，芬兰的医生们建议男子每年至少献血一次，这样既有利于预防自己患心血管疾病，又有利于他人，是一举两得的好事。如此，不妨从我们做起。

（原载2000年6期《中国卫生画报》）

绿岛之“绿”

我们在澳大利亚的时间虽然短暂，但却对那里留下了许多美好的印象。而最难忘的当属绿岛。

那是3月下旬的一天早晨，我们在澳大利亚客人的陪同下，从凯恩斯出发，乘坐“大猫”号豪华游轮前往绿岛。

绿岛位于昆士兰州北部重镇凯恩斯东北约30公里的海面上，面积约13公顷，是一个世界著名的、田园诗般美丽的珊瑚礁岛，享有世界闻名的“热带岛屿天堂”之称。岛不大，却具独特魅力。它是大堡礁罕见的纯珊瑚岛，也是疗养休闲和进行潜水运动的理想乐园。岛上白沙碧海，椰林掩风，令人陶醉，可让游客在一天内体验到真正的大堡礁和热带岛屿的美妙。或沿绿岛国家公园的丛林小径自由探索青翠茂密的热带雨林，或在白色的沙滩上轻松漫步彻底放松自己，都会令你心旷神怡。岛上覆盖着郁郁葱葱的林木。沙滩线条柔和、明丽，让人心情格外舒畅。在绿岛上海底展览馆乘玻璃底船游览，可以欣赏美丽的海底景观。绿岛无污染的绿色环境，跟大自然交相辉映，我们不得不由衷地赞叹：啊！绿岛，不愧为“绿岛”！

大堡礁是世界上最长最大的珊瑚礁群，纵贯蜿蜒于澳大利亚的东海岸，全长2011公里，最宽处161公里，南端最远离海岸241公里，北端离海岸仅16公里。大堡礁由无数的珊瑚礁岛组成，这些礁岛有的露出海面几米或几百米，岛上绿意盎然，缤纷多姿，热带风情，艳丽明媚。有的半隐半现，形态奇异，意境美妙，诗情画意，想像无限；有的隐在海中，千奇百怪，五颜六色。珊瑚和鱼儿共舞，充满浪漫色彩。美国《国家地理》杂志将大堡礁列为全球50个“一生中必去的地方”。大堡礁1981年被联合国教科文组织列入世界文化遗产名录，是世界七大奇观之一，也是澳大利亚人最引以为自豪的天然景观。

在绿岛周围海水中观景，是近距离接触珊瑚礁的一种欣赏方式。可以欣赏海底世界千姿百态的珊瑚，五彩缤纷的热带鱼、海螺、海参等。乘坐双层双底的玻璃底船游弋珊瑚礁上，船的底部镶着透明的有机玻璃，透过船底，领略不尽海洋世界的神奇；乘坐潜艇，在珊瑚礁中穿行，到达珊瑚礁的深处一饱眼福；蔚蓝色的海底世界透着温暖而朦胧的阳光，各种各样的热带鱼在朦胧的光线下呈现出无数种绚丽的颜色。这颜色又在水波的荡漾中飘忽闪烁，如同一朵朵凝固的焰火在混沌的世界里悠游不定。一簇簇的珊瑚礁盘踞在神秘的海底，犹如奇花异树、层叠的凝固的云。在大堡礁潜水，如同来到了海底的天堂世界，一切见闻、一切经历都与你所经历过的截然不同，人生奇妙的感受尽在不言中。

“绿岛环境真好!”，我不禁赞道。陪同我们的澳大利亚人立刻骄傲地向我们介绍：“这与澳大利亚良好的环保工作是分不开的。为了保护澳大利亚大堡礁地区脆弱的生态系统和有利可图的旅游工业，政府曾向立法委员会递交了一份旨在保护大堡礁生态系统的环保计划书。其中有一条规定，为保护（大堡礁）生态环境，禁止渔民在大堡礁附近的海域中捕鱼。这项规定虽然遭到本国渔业部门和渔民的反对，却受到世界环保主义者的高度赞赏。”我听后不禁肃然起敬。

“从前，我们澳大利亚人曾有资源过度开发，对土地使用不当，以致造成大面积沙化的沉痛教训。上个世纪 70 年代初，我们认识到该问题的严重性后，联邦政府制定并不断修订环境保护标准，提出‘打扫澳大利亚’的口号，各州相继立法，地方政府严格执行，三级政府通力合作，收到良好效果。于是，我们的环境保护与发展才走上了良性循环。”陪同人员向我缓缓道来。

我想起不久前曾经在报纸上看到的一则消息：澳大利亚非常重视开展全民环保意识教育，使人人意识到保护环境与自身利益息息相关，让政府的决策变成人人自觉执行的方针。如环境保护局向公民发放《如何减少家庭能源消耗和废气排放指导》小册子，介绍如何购买省电冰箱，合理配置灯泡，如何充分利用自然光，家庭垃圾如何分类和投放等，还有介绍怎样在庭前屋后种树及多走路少开车的好处。通常，每个家庭每年要产生15吨生活垃圾，政府让家庭自觉行动起来，积极参加保护环境的活动。以社区为单位，向每个家庭提供一个可循环使用的多层垃圾袋，将生活垃圾、废报纸及各种瓶瓶罐罐分类送到指定地点，家庭处理不了的有机物每周有专人至少收集一次。谁家如乱放垃圾要被罚款，就是门前剪割下来的草也要送到指定地点处理。有条件的家庭还将生活垃圾在自家后院用蚯蚓处理。此外还推广卖什么回收什么的行动，如卖电池的有义务回收顾客送回的废电池，计算机商店有义务回收废计算机。

澳大利亚小学里设有环保课程，从小就培养国人的环保意识，鼓励人们从小事做起，从我做起。如宾馆里不提供一次性使用的拖鞋和洗漱用品；宾馆的厕所部分半冲和全冲，水箱结构稍加改造，节水不少；街头树下都用木屑覆盖，雨后积水，刮风不起沙……在布里斯班渔人码头，有一个设计特别的天井，里面种着多种热带雨林植物，上部有3张可活动的帆布，夏可遮阳，使下面行走顾客少受烈日曝晒之苦；雨天可盛多余的雨水，留着雨后慢慢浇灌；平时调整方向，能使室内空气流通，其环保用心可谓良苦。澳大利亚政府和人民如此重视环保工作，且取得了显著的成效。

这时，游船靠岸，我们再次踏上绿岛。我惊奇地发现，小小的绿岛真干净，没有一片丢弃的食品包装纸，没有一个废弃的塑料袋。使我们感到处处都充满了绿的诗意、绿的色彩、绿的环境。

我突然领悟了绿岛为什么这样“绿”！

（原载2005年7月14日《健康报》、10月28日《中国测绘报》以《绿岛环保“小夜曲”》发表）

芬兰人是怎样看病的

最近我随世界卫生组织卫生人力规划考察团去芬兰考察，了解芬兰人是怎样看病的，深感对我国当前的医疗体制改革和解决不同医院之间形成的患者众寡不一的矛盾颇有借鉴之处。

芬兰是经济发达国家，全国有约 510 万人口。公民在医疗卫生保健方面享受国家福利，患者个人负担约 10% 的医疗费(16 岁以下儿童免费)。芬兰的“三级医疗网”是：社会卫生保健中心、中心医院和大学医院。芬兰根据自己的国情设有 6 省 450 个市（最小的市只有 120 人）。卫生机构则根据人口的密度、地域范围设置。卫生保健工作有以一个市为管理单元的、也有几个市一起以“联合委员会”的形式进行管理的。社区卫生保健中心为居民提供最基本的医疗保健服务。全国 450 个市共有 243 个社区卫生保健中心。芬兰又把全国划分为 21 个医疗区，每个医疗区设有一所中心医院。在全国的几个主要城市则设有 5 所大学医院、一所中央医院。

芬兰人看病的程序是：每个公民都可以根据自己的居住情况及健康状况，挑选一位满意的通科医生并与这名医生建立双向联系。病人可以通过电话向医生提出咨询，医生也可以通过电话了解服务对象的健康情况，开展门诊和主动上门相结合的医疗保健服务。病人看病必须先到自己的通科医生处登记就诊，由通科医生根据病情制定治疗方案，如在社区内不能解决，则由通科医生介绍（急诊除外）到中心医院治疗，如果中心医院仍然不能解决再转到大学医院。患者出院后回到社区，仍由通科医生安排护士进行所需的家庭护理，医生也经常不断地登门诊疗。

我们参观的拉赫蒂市中心医院，就是芬兰21个医疗区中位于07区的一所中心医院。医院的服务对象是14个社区所辖的10个初级（社区）卫生保健中心、5866平方千米内20万人口的二级医疗保健服务。每年由社区卫生保健中心转来的门诊量约20万人次。中心医院有179名医生，除去休息日，每个医生日接待患者不足5人。可以想见病人不难得到周到、满意的诊疗服务。此外，有钱人还可以去私人诊所享受保健服务。

（原载1999年2月12日《生活与健康报》）

别跟“4”过不去

4，一个普普通通的阿拉伯数字，不知从什么时候起竟然也成了“倒霉的大叔”。鄙人因为在医院工作，所以更让人忌讳从我的口中说出“4”了。本来我们是救死扶伤、治病救人，却往往让人把“4”同死联系在一起。偏偏我们单位的前门门牌号码是44号，后门的门牌号也是×4号；单位的电话是44局，号码也是44××；单位迁址以后，总算摆脱了“4”，可新址的邮编末两位还是44；更有趣的是有一年开会，最忙的秘书组，他们以最快的速度编发着信息，谁也没注意要发多少期，大会结束一惊，这简报正好编发44期。

的确，“4”与我们的生活是密不可分的。一年有春、夏、秋、冬四季，地域有东、西、南、北四方。时间上一月有四周，一时分四刻。古往今来，我们的许多事物常用“4”来概括。如把梅、兰、竹、菊称为四君子；笔、墨、纸、砚称作文房四宝；礼、义、廉、耻称为治国四纲；诗、书、礼、乐称为教育四术；平、上、去、入称为汉语字音四声；正、草、隶、篆称为汉字四体；古有“四大发明”、“四库全书”，今有“四项基本原则”，党、政、人大、政协四大班子。我们习惯于把4个字组成成语：出家人讲究“四大皆空”，平民生活追求“四平八稳”，国家反对“四分五裂”，做人不可“四体不勤，五谷不分”，交通上要实现“四通八达”，大丈夫要“四海为家”……

中国古代“谈凶”“论吉”的权威典籍《周易》并没有跟“4”贴上“凶签”。在易学中先天八卦中的“4”与震卦对应，蕴含奋起、积极向上、茂盛等意向；后天八卦中“4”与巽卦对应，蕴含自由、活泼、渗透变动等意向。其实，作为数字的

"4"无所谓好与不好。两个"4"加在一起，不就是吉祥数"8"了，反过来说，"8"也是由两个"4"组成的。许多人喜欢的六六大顺的"6"，仍然隐含着一个"4"字的。而在音乐乐谱里4就是"发"。

（原载2002年3月11日《健康报》、4期《山东卫生》、2004年11月6日《北京晚报》、11月25日《合肥晚报》、12月27日《学习时报》、2005年1月5日《报刊文摘》、2005年《美文精选》、2005年4期《北方音乐》）

二

告别亚健康　快乐又安康

打好疲劳保卫战

疲劳是因持久或过度劳累造成的身体不适或工作减退。可分为生理性疲劳、病理性疲劳和心理性疲劳。

生理性疲劳是人们在日常活动中产生的一种不适的主观感觉。其原因是肌肉过度活动，从而新陈代谢的废物——二氧化碳和乳酸，在血液中积累并使人体力衰竭的结果。由于这些化学物质在肌肉中的沉淀，肌肉不能继续有效地工作。在这种状态下，只要经过一定时间的休息，使身体有机会排泄掉积聚的废物和使肌肉重新得到所需要的物质，则疲劳可以完全消除。

病理性疲劳是由于身体患某种疾病所引起的。其表现为无精打采、有气无力、少食少动或不食不动、生活和劳动能力显著下降。这是一种警告信号，告诫你要及时看医生，诊治疾病，同时要减缓活动，以尽快恢复健康。

心理上的疲劳是由情绪问题和感情冲突所致。脑力劳动者、噪音环境和心理素质较差的人容易造成心理上的疲劳。特别是有抑郁和忧虑等不良情绪的人尤为突出。

疲劳的产生并非坏事，它是肌体表达受压抑的感情冲突的安全阀。医学专家研究发现，疲劳很少同身体过度劳累有关，而是与人的精神、生活、工作和体育锻炼等有着密切的关系。科学家认为，疲劳的表现形式是人感到疲倦。可以把疲倦看作是一种中毒现象。肌肉发挥功能时，便产生乳酸和其他一些物质，它们通称为“疲倦毒素”。血液把这些毒素运输到全身各个部位，使机体，尤其是脑子产生疲劳感。一旦移开这些物质，肌肉便如释重负，又可重新工作。因此，医治疲劳除要“搬走”疲倦之外，还应保证机体的各个细胞得到足够休息，修复损伤，给脑细胞“重新充电”，给肌肉的关节补充已耗尽的润滑剂。

但是，如果长时间处于疲劳状态，就容易患上过度疲劳综合症，就会有生命之虞。因此，在打好消除疲劳的战役中，我们不仅要积极防御，还要打主动战、持久战。主要应从以下几个方面入手：

注意饮食　控制体重　要坚持正常的、均衡的一日三餐。特别是要坚持一定吃早餐。早餐是午前提高效率，进行活动的重要能源。不吃早餐会使血糖降低，人就容易在九、十点钟出现疲劳。这是因为血糖是身体和大脑赖以取得能量的物质。空腹还会造成暴饮暴食，更易使人产生疲劳，而且还会引起肠胃疾病。身体过重不仅造成体力疲劳，而且还会造成精神疲劳。科学合理的膳食，正常的体重，可以使人保持充沛旺盛的精力。

劳逸结合　注意休息　要劳逸结合，有张有弛。在长时间或连续性的工作中，每工作1~2个小时，应抽出点时间伸展一下肢体或变换一下工作内容。可以做一做软体体操、散步，或让自己进入遐想状态。养成良好的生活习惯，定时起居作息。如果睡眠不好，就要找出失眠的原因，对症治疗。临睡前坚持用温水刷牙、洗脸、泡脚、梳头等措施以促进睡眠。如因工作量过大造成睡眠不足，那就要设法减少工作量，早一点休息。如果长时间超负荷工作，身体得不到休息，就会罹患疾病。

了解自己　工作合理　如前所述，人不可长时间在超负荷状态下工作，即便是工作适量，也要根据自己的工作量、身体条件，合理地安排好一天或一段时间的工作。尽量把你感到费力劳神的工作安排在精力最充沛的时候来完成。为了了解自己的身体健康状况，要定期参加单位组织的体检，或自己定期做身体检查。一旦发现有病，要及时治疗和休息，千万不可畏疾忌医。

加强锻炼　增强体质　生命在于运动。体育锻炼能够增强体质，抵制疲劳。如走路、骑车、爬山、游泳、球类等运动。在安排和选择锻炼项目、时间、进度时，一定要根据自己的年龄、生理、体力和学习、工作特点等来安排。要量力而行，循序渐进、持之以恒，以使体力疲劳尽快恢复。要保持精神愉快、思想轻松、以使大脑疲劳尽快恢复。

（原载2005年8期《大众健康》）

脱困的人们要“脱困”

当人们不再为吃饭、穿衣等生计所迫时，却遭受着失眠的痛苦。由于失眠，造成人的精神萎靡不振，感到疲劳犯困，影响学习和工作效率，甚至影响身体健康。脱困的人们要“脱困”——解决失眠的苦恼不可轻视。

引起失眠的原因是多方面的，既有肌体因素也有心理因素，还有生活方式和环境因素的影响。“脱困”重要的是找出原因，对症施治。一般应注意以下几个方面：

一是养成良好的睡眠习惯，这样才能得到充足、深沉、酣甜的睡眠，才能有效地解除疲劳和改善脑力。因此，要创造良好的睡眠环境，定时睡眠，定时起床。

二是安排好适当的午睡。午睡可以使体力和脑力迅速得到恢复，使大脑更好用、更灵活，反应更快，精力更旺盛，情绪更饱满。特别是对于晚上睡觉很晚的人和早起的人尤为重要。条件允许可根据工作、学习和身体的状况，安排午睡并养成习惯。

三是要注意调节情绪，放松自己。睡前不要喝茶、喝咖啡、吸烟、食用易引起兴奋的食品，睡前半小时停止紧张的学习和繁重的工作。常言说“春有百花秋有月，夏有凉风冬有雪，若无烦事在心头，便是人生好时节。”可见乐观豁达有益睡眠。

四是参加文体活动，加强体育锻炼。文体活动可增加大脑供血，调节紧张的神经，保持乐观情绪，增强体质，对从事脑力劳动和机关工作的朋友显得更为重要。

五是不怕失眠，正确用药。失眠并不可怕，可怕的是害怕失眠。害怕失眠会导致心理恐慌，造成精神压力，引起长期失眠。这时，应在医生指导下，服用适当的安眠药。

（原载2000年7月17日《健康报》）

热爱生命

人生艰难的旅途
濒临绝境的险地
风雪　饥饿　黑夜　癌症
荒原上棕熊在咆哮
野狼凶狠的眼睛充满血丝
面对死亡的沼泽
坚强的意志驱逐恐惧
英勇地向前爬行
太阳　大海　樯桅　航灯
不管多么遥远
吞食着苦涩的野浆果
吮吸野狼抛下的鹿骨
再一次钻木取火
让世界充满温暖和光明
那生命开出的花朵
多彩而又绚丽

（原载 1994 年 6 月《当代诗人》）

美丽面面观

在某电视节目中，我们常常看到观众席上打出这么一个口号：我的美丽，你看得见！爱美是人的天赋。追求美是时代的要求。“人都是艺术家，他无论在什么地方，总是希望把‘美’带到他的生活中去。”（前苏联文学家高尔基语）美是多方面、多层次的，表现在人类生活的各个领域。一个人对美的认识和追求，无不打上他的人生观、世界观的烙印。

美主要表现在体型美、服饰美、心灵美和健康美四个方面。

体型美

体型美是指人的总体模样的美。根据中外美学家的论述，体型美的标志主要表现在人体的骨骼发育正常和肌肉的发达而匀称。如关节不明显突出、粗大；五官端正而协调；双肩对称，女圆男宽；脊柱正视时垂直，侧看时曲度适中，胸廓隆起；腰部结实而细，腹部扁平；臀部适当；腿长合乎比例，线条柔和，小腿腓部微突；脚不过大扁平等。

肌肉是塑造人的能工巧匠。男子背部肌肉发达，给人以魁伟美。胸肌发达则给人以神气美。姑娘皮下脂肪适度，胸廓发育良好，就能给人以丰满而不失苗条的印象，表现出线条美的特色。

不同的国家、地区和民族，不同的历史时期、风俗习惯和文化传统，以及人们所处的不同地位，对体型美的认识和追求是不相同的。

我国战国时代，楚灵王认为妇女细腰才美，结果是宫女们宁愿饿坏身体也不吃饭，以致“楚王好细腰，宫中多饿死”。到了南唐时，李后主的宫女缠足而舞，贵族们认为非常美，结果是“三寸金莲”戕害妇女一千多年。我国历史上曾以“环肥燕瘦”为美，现在多以体型苗条颀颀为美。而太平洋上的岛国汤加则以肥胖为美。

人的体型美不美，不仅同营养有关系，而且取决于锻炼。锻炼的方法不同，其效果也各异。

服装美

服装是文化的表征，是思想的形象，是人类文明和进步的标志之一。

服装美是人们追求美的一个重要方面。原始人用树叶遮身，用兽皮御寒。经过人类社会漫长的发展，如今，无论从用料，还是从花色品种方面，服装在发生着日新月异的变化。而每一次变化都是以美为其标准的。“人凭衣裳马靠鞍”，“三分人才，七分打扮”，生动形象地道出了人们对服装美的追求。

所谓服装美，主要是指服装的款式和色调。款式不同的衣服，显示出独特的美。如西装和中山装的样式虽然不一样，但都具有各自的审美价值。

服装的美受着民族传统和民族风俗等因素的制约，也与人的年龄、体形、肤色以及性格等有很大的关系。

心灵美

花美在外表，人美在内心。鸟美在羽毛，人美在学问。花的美丽是短暂的，人的外表的美丽也不持久。青春美色灼神动情，却像落花一样转瞬枯萎。一个美丽的人只能“悦目”，带来一时的欢欣，而一个心灵美的人可以“赏心”，带来一辈子的幸福。

心灵美是思想的美、知识的美，是真善美。如果仅仅有了服装的美，而没有知识，那就成了绣花枕头，“金玉其外，败絮其中”。一味追求外表的美，势必要花费大量的时间、精力，影响工作和学习。一位诗人说，“如果是一个没有知识的空洞脑袋，就不应该有漂亮的头发作装饰。”

心灵美是一种深邃永久的美，她给人以宁静优雅的风韵，使向上的心产生更高境界美的渴望。为什么说十个漂亮的洋娃娃也顶不上一个普通的人？那是因为洋娃娃没有灵魂，而人则有着丰富的感情。外表的纯洁和优雅，应是内心纯洁和美丽的反映。体型美、服装美与心灵美应当和谐一致。

健康美

健康美是人的一切美的源泉和基础。没有健康，人的体型美、服装美、心灵美都将化为泡影。如果说健康美是“1”，那么体型美、服装美、心灵美等就好比“1”后面的“0”，如果没有了“1”，那么，这些“0”也就没有了意义。

健康美包括身体健康、心理健康和良好的社会适应能力。按照世界卫生组织提出的标准，主要包括以下内容：

肌肉丰满，皮肤富有弹性；头发有光泽，无头屑；牙齿清洁，无龋齿，无牙疼，牙根颜色正常，无出血现象；眼睛明亮，反应敏锐，眼睑不易发炎；体重适当，身体匀称，站立时，头、肩、臂位置协调；能抵抗一般性感冒和传染病；有充沛的精力，能从容不迫地担负日常生活和繁重的工作，而且不感到过分紧张和疲劳；处世乐观，态度积极，勇于承担责任，不挑剔；积极用脑，善于休息，起居有规律；应变能力强，能适应外界环境的各种变化。

（原载 2005 年 5 月 28 日《北京晚报》）

快乐如诗

一位哲人说，“每一个人生命的时间是一定的，难以更改，你不快乐的时间多了，那么快乐的时间就一定少了。”

快乐是人的一种心境，是一种精神状态，是心理健康的表现。快乐更是一种人生态度，一种积极的人生态度。如果我们每天都拥有快乐，那么，展现在我们面前的阳光一定是灿烂的，世界一定是美好的，工作一定是愉快的，生活一定是幸福的。

快乐源于对生活的热爱。快乐和烦恼是一对水火不相容的孪生兄弟。快乐和烦恼都可以在生活中找到。没有谁愿意在烦恼中生活一生，然而，每一个人并非都能享受到快乐。快乐和我们的事业、和我们追求的目标是紧紧地联系在一起的。一个家财万贯、锦衣玉食的人，不一定生活得快乐。相反，一个日出而作，日落而息，刚刚吃饱肚子的人，却生活得无比快乐。快乐人的面前似乎总是风和日丽，繁花似锦。即使是“山前疑无路”，也能够看到“柳暗花明又一村”。快乐得人总是能够“以苦为乐”，“助人为乐”，“后天下之乐而乐”。

快乐和健康是好朋友。拥有快乐就会拥有健康。科学研究证明，疾病的发生与人的情绪有很大的关系。单位里例行健康体检，发现了两个病人。他们对待疾病的不同态度，产生了不同的结果。那个病情较重的人是一个快乐的人，他乐观地想，多亏这次体检，病得以早发现。他在医生的指导下一边积极配合治疗，一边努力做好本职工作，过了一段时间复查，病竟痊愈了。于是，他又精神抖擞地回到了工作岗位。而另一个人的病情并不重，但他情绪非常低落，怕影响了自己的前程，又怕传染给自己的亲人，终日里郁郁寡欢，结果是病情越来越重。

快乐的舵操在自己手里。快乐虽然与环境有关，但快乐与否关键在自己。在自己的人生观、价值观、主观心理。在自己去追求，去争取。有一位慈祥的母亲，每天都是愁眉不展。邻居通过了解得知，母亲有两个做生意的儿子，大儿子是晒盐的，二儿子是卖伞的。晒盐的需要晴天，卖伞的则需要雨天。晴天时，母亲愁，二儿子的雨伞卖不出去了。雨天时，母亲也愁，大儿子的盐没法晒了。邻人告诉母亲反过来想，晴天时，我快乐，大儿子不是可以多晒盐吗？雨天时，我快乐，二儿子不是可以多卖伞吗？母亲觉得有道理，改变了过去那种思维方式，从此，果然天天就有了好心情，就生活在快乐之中了。

快乐是人学习、生活和工作的动力。我的故乡在豫东农村，那里十年九旱，抗旱保苗是一项又苦又累的农活。快乐的人“千里百担一亩田”，每浇灌一株禾苗，他就想，我又救活了一棵玉米，秋天里就又多收一个大玉米棒子。他看到的是希望，于是，就越干越有劲，越快乐。悲观的人则不然，面对着“农田禾稻半枯焦”，心想，什么时候才能为饥渴的庄稼浇上一遍水呀，结果是非常烦恼，越干越没有劲。金秋时节，快乐的人收获了希望，又一次赢得了快乐。烦恼的人收获的是失望，带来的是更多的烦恼。

快乐来源于心灵深处，最好的表现形式是微笑。微笑是嘴边的一朵花，在颊上花苑里绽放；是脸上的一朵云，在眉宇双目间飞翔；是美的姐妹，爱的伴侣；是一泓泉水，荡涤着人们的心田。“大肚能容，容天下难容之事；开口便笑，笑世上可笑之人”的人一定会永远拥有快乐。

因此，我们要注重培养自己乐观开朗的性格，保持良好的心理素质，经常参加有益身心健康的活动，这样会使我们在紧张的社会节奏中放松自己，解脱自己。只有这样，才能让我们快乐生活每一天！

（原载 2005 年 8 月 4 日《保健时报》）

人生五如

人生如茶。看着杯上袅袅升腾的雾气，闻着杯中飘来的淡淡清香，茶带给我们许多美好的憧憬和回忆，我们的身心也备感怡然飘逸。品上一口，才知道茶是苦的，即便是上好的茶也有一种微苦的味道。人生就是这样。人生就是拥抱火热的生活，就是品尝生活中的酸甜苦辣。人一走茶就凉（有时候也未必）。冷水泡茶慢慢来。品茶就要品出哲人睿语。只要你投入沸腾的生活，就能显现出生命的绿色。人生总有苦尽甘来的时候。让我们在淡淡的苦涩里回味和感悟人生。在行动上有一分光发一分光，有一分热出一分热。永远不要奢望插根筷子就能长出参天大树。“岂能尽遂人意，但求无愧吾心”。

人生如棋。如何攻、怎么守，每出一招都要凝神深思。行子有风，落子有声，即不能顾此失彼，只顾杀得一时痛快；又要有舍车保帅顾全大局的英雄气概。做人、交友、行事都是这个道理。做人交友要立意、立行、立信，以诚交之，以心换心。做工作，办事情，要有计划、有步骤、有轻重缓急，要三思而行，万不可胡子眉毛一把抓，也不可顾此失彼，关键时候错走一步，就可能无法挽回全盘皆输。

人生如戏。命运是编剧，生活是导演，自己是演员。但生活中更多的要的是真实，不要把表现当成表演。演戏有生旦净丑，人生有四气常存。即志气、正气、勇气和才气。志气像奋发向上、百折不回的发电站；正气如令人敬畏的包青天；勇气是披荆斩棘的开山斧；才气是成就事业的脚手架。人生有顺境和逆境，顺境时要居安思危，逆境时要自强不息，永远立于不败之地。

人生如箭。如把飞船送上太空的火箭。当火箭把飞船送上太空的时候，自己却要一节节脱落。脱落即放弃。放弃的哲学是付出的哲学、奉献的哲学。放弃邪恶得到善良；放弃庸俗得到高尚；放弃污秽得到纯洁；放弃浮躁得到宁静；放弃贪婪得到廉洁；放弃虚伪得到真诚；放弃浅薄得到笃实。得失、成败、荣辱，凡此都来自于放弃。乐于放弃者聪明，善于放弃者高明，勇于放弃者精明。然而，人格与信念、道德与尊严，我们将永远不言放弃。

人生如水。水有形亦无形。水可载舟也可覆舟。水的可塑性强、韧性好、潜力大。水是无色的，却又非常容易万紫千红、绚丽多姿。千条溪流归大海，人生不能没有追求。追求平凡是生命可贵的涵养和品格，可以使自己的心始终处于淡泊宁静的生命状态之中。追求卓越则是人生永不满足的向上动力与进取心态，是我们进步的阶梯，是人类文明的希望，是驶向理想的舟。

（原载 2005 年 8 月 4 日《保健时报》、8 期《大众健康》，2006 年 4 月 11 日《江淮晨报》、11 期《廉政瞭望》以《人生四如》转载，廉政瞭望网、合肥报业网、蛙友文学社网转载）

人生如“梦”

暮春。黄昏。朋友敲开了黄粱梦吕仙祠油漆斑剥的侧门。

黄粱梦吕仙祠，是典故“黄粱梦”的发源地。据唐沈既济《枕中记》载，有卢生，途经邯郸，在客店中怨叹自己穷困，同店的吕翁即八仙中的吕洞宾给了他一个枕头，告诉他枕着睡觉可得富贵荣华。卢生就枕入梦，这时店家正煮黄粱饭。梦中，他娶了高门小姐，中了进士，又官运亨通，一直做到御史大夫，还当了十年宰相，子孙满堂，福禄齐全，八十余而寿终正寝。梦醒之后，店家的黄粱米饭还没煮熟。卢生由此感叹人生的虚无短暂。

为了防火安全，吕仙祠里没有人造光源。此时，借助落日的余辉隐约可以看到卢生殿里卢生卧榻处的那副对联：

睡至二三更时凡功名都成幻境

想到一百年后无少长俱是古人

此时，吕仙词里一切都模糊了，只有卢生殿门口石碑上那个真写（繁体）的“梦”字还清晰可辨。

这“梦”字，从上到下由“草字头、四、平宝盖和夕”四部分组成。我就想古人的确已经把人生看透，他们对人生的“悟”性很高。这四部分正好把人的一生分为四个阶段，即少年、青年、中年和老年。或把人的一生喻为春夏秋冬四季，真乃是恰如其分。古人已是真正理解人生的真谛。

人生如“梦”！梦，只不过是人在睡眠中大脑某些区域未得到充分抑制而产生的种种幻象，千奇百怪，倏忽万变，虚无缥缈，一旦觉醒，梦里万事皆空。古往今来，人们总是喜欢把人生同梦联系在一起。如果我们能够以正确的人生态度，积极看待人生，那么每一个人都应当从“梦”字中认识人生，珍惜自己短暂的人生，在人生的舞台上演出多彩的人生活剧。且看：

人生的春天。此时，从呱呱坠地，到呀呀学语；由蹒跚学步，到豆蔻年华；从不谙世事，到初出茅庐。正是春天大好时光。正如青草萌芽，生机勃勃；似百花盛开，姹紫嫣红。一位伟人说：“你们好象早晨八、九点钟的太阳，希望寄托在你们身上。”一首青春诗里这样写道：如今的我们啊！蓓蕾开成了鲜花，小树长成了栋梁，雏鹰扎全了羽毛，乳燕练硬了翅膀。人生的童年，人生的春天，无论如何形容都是非常美好的。

人生的夏天。人如被四面墙包围着的一个‘儿’字，它告诫人们，此乃人生的关键时期，弄不好，会四处碰壁。此时，人生的大树枝繁叶茂，但是，开花没有开花，结果没有结果，尚难定论。这是人生最不好解脱不可解脱的时候。要结婚生子，要养家糊口，要事业有成……多少人遭遇四面楚歌，又有多少人四处碰壁。然而，阳光总在风雨后。更多的人们是以积极的人生态度，不畏困难，勇敢地迎击困难，踏上了成功的坦途，谱写着人生火热的夏之歌。

人生的秋天。此时，没有春的艳丽、夏的繁盛。但秋天是收获的季节，人生的树上挂满了果实。儿孙绕膝，事业有成，硕果累累，春华秋实。但那成熟的和不成熟的果实压弯了枝条，繁茂的绿叶变黄枯落，枝头裸露了。中年承受了人生的重中之重，就好比那裸露树干枝条兀然自立的树，使人感到孤独凄凉。如果自己能够调整好自己，正是那，春有百花秋有月，夏有凉风冬有雪，若无烦恼在心头，便是人生好时节。

人生的冬天。此时，已步入晚年，如日落西山。人生七十古来稀。现在活上一百岁也是常有的事。忆往昔峥嵘岁月稠。回首往事，我们苦过甜过爱过恨过成功过失败过顺利过挫折过幸福过痛苦过自豪过遗憾过……总之，我们已经尝遍了人生的酸甜苦辣。但是，老牛明知夕阳晚，不用扬鞭自奋蹄。此乃积极的人生态度。更有诗云：老骥伏枥，志在千里，烈士暮年，壮心不已。

人生如“梦’。虽然说人生是短暂的，却又是可以大有作为的。短暂的人生要求我们，要积极奋斗，事业有成；要珍惜时光，只争朝夕。正如《国际歌》唱的那样：从来就没有救世主，也不靠神仙皇帝，要创造人类的幸福，全靠我们自己！明文嘉有《今日诗》一首，告诉了我们千里之行，始于足下的道理：今日复今日，今日何其少！今日又不为，此事何时了？人生百年几今日，今日不为真可惜！若言姑待明朝至。明朝又有明朝事。为君聊赋今日诗，努力请从今日始！

走出吕仙祠，天已经黑了下来，我们更感到时间的宝贵。时间的宝贵就是生命的宝贵。让我们的心有一个沉静的时候，笑看生命中那一个个瞬间。生命中的那些成功与失败、荣誉与耻辱、高尚与卑下、纯真与芜杂，给了我们无以名状的感悟。在秋夜，静听秋虫的浅唱低吟；在冬晨，欢呼漫天飞舞的白雪；在夏日，悦耳的蝉鸣唤醒我们的童心；在春天为整个世界的生机而鼓舞雀跃。生命给了我们清新的早晨和怡人的黄昏，给了我们激荡的音乐和忧伤的诗歌。在人生的大舞台上，我们每个人都要找准自己的位置，用勤劳和汗水，展现灿烂多姿的自己，变美梦成真。

（原载 2006 年《白写集》）

上进心漫谈

上进心也称进取心，是努力向前，力图有所作为的意念，是人们面对现实、充满理想、不断追求、不思颓废的健康心理品质。

上进心是人进步的动力。一个人的事业成功与否，不取决于良好的工作条件而是看其是否要求上进。一个有强烈上进心的人，必然精神焕发，永不骄傲，既为革命事业不断做出贡献，又使自己的人格日臻完善。相反，一个不求上进的人，必然得过且过，精神疲沓。

一个人身体的健康在很大程度上取决于精神的健康。体坛竞技中，甲乙双方在体质和技术相当的情况下，胜负将取决于心理素质的差异。在同疾病、同困难的斗争中，失败往往是因为意志的衰退、精神的崩溃；而胜利又总是同乐观的情结、坚强的意志分不开的。这种健康的精神、健康的心理素质也正是上进心的表现。我看过这样的一条标语："只要精神不滑坡，办法总比困难多"。这是很有道理的。

一个人有了上进心，就能使自己保持饱满的热情，对自己的知识、能力和在集体中的地位、作用有一个正确的分析，同时也能够正确地认识他人，见贤思齐，虚心好学，取长补短，不断前进。

有了上进心，就会有坚强的意志，自觉地确定目标、支配行动，克服困难。上进心作为对理想、对未来的追求，其意志表现为：当制定计划时，集思广义而不独断专行、轻信盲从；在行动中既灵活机动又坚忍不拔，为了实现奋斗目标能够甘愿吃苦，以至忍辱负重。

上进心不是人生来就有的，它来源于科学的无产阶级世界观，来源于对祖国对人民炽烈的爱，来源于对自身完美的追求。虚荣心是个人主义、野心私欲的膨胀。培根称虚荣心是明哲之士所轻视的，愚蠢的人羡慕的，溜须拍马的人奉承的东西。要保持良好的上进心就必须不断地克服虚荣心。

（原载 1991 年 2 期《卫生政工研究》）

容忍：拥抱生活的学问

容忍是指人们在正常交往中表现出来的容人容事，有良好心理应激反应能力的一种社会心理特质。容忍是心理健康的表现，也是身体健康不可缺少的要素。容忍作为处理人际关系的态度，直接影响着个人的身心健康。

在社会生活中，人与人之间的交往不可避免会出现“勺子碰锅沿”的矛盾，有时候不被别人理解，以致受委屈，甚至遭到诬陷。如果你心胸博大，以包罗江海的度量，宽容忍耐，这不仅能使你保持心理上的平衡，还对你的身体大有好处。“忍得一时之气，免得百日之忧”，这话富有哲理。如果因为鸡毛蒜皮的小事互不相让，非要争个我高你低，你死我活，不仅误了大事，还有损身体健康。

有人认为容忍吃亏、受气、丢面子，是懦弱的表现，这可以说完全没有理解容忍的真正意义。其实，容忍是一种美德。为人处事，只能得不能失，吃不得半点亏，受不得半点气，是不切合实际的，也是十分有害的。容忍实质上是一个人思想修养的表现。刘备三顾茅庐请诸葛亮出山，当时关羽、张飞没少冷嘲热讽。以后诸葛亮出山，并当了丞相，但他胸怀全局，不与关、张二人计较，并且重用他们。诸葛亮指挥新野一战，大获全胜，这时关、张二人才佩服得五体投地。如果诸葛亮当初跟他们一般见识，心存芥蒂，造成将帅不和，人心分离，就不可能有以后的胜利，也就没有流芳百世的关于诸葛亮的佳话。

容忍是大度的表现，人的一生中，不痛快的事情十有八九，有的事情会使你怒火中烧。而此时此刻也最能体现一个人的修养、气质和风度。常言说，宰相肚里能撑船，容得下天下难容之事。历史上，那些在关键时刻能够以大局为重，把一般人难以容忍的事吞进肚里的人向来为人们所称道。如战国时蔺相如容忍廉颇的羞辱、西汉名将韩信的胯下之辱，就一直被世人传为佳话。三国时的周瑜，梁山上的王伦则因为度量狭小酿成悲剧。前者在“既生瑜，何生亮”的悲叹声中三气身绝，后者做了梁山好汉的刀下鬼。

容忍还是理智的表现。当双方发生矛盾冲突时，特别是当个人的人身权和经济利益受到非法侵害时，有理智的人会保持清醒的头脑，克制自己，耐心地讲道理，进行说服、规劝，及时化解矛盾，而不会恶语相向，轻易地采取过激的行为。为了全局的利益、集体的利益，要甘愿和勇于吃亏。

地球上最宽阔的是海洋，比海洋更宽阔的是天空，比天空更宽阔的是人的胸怀。许多格言都告诉我们对人对事应克制容忍。让我们在生活中学会容忍。让容忍带给我们健康的身心。

（原载 1997 年 7 期《家庭医生》）

忘忧谣

一

忧不在小，
久积成病；
乐不在少，
常保益身。
冬夏吟冷暖，
春秋论古今。
立志贵在行，
学知须勤奋。
可以读书报、聆箴言、著文章、觅知音。
人生短弹指，
历史长河奔；
生活当热爱，
工作倍惜珍。
做事脚踏实地，
为人诚恳率真。
朴朴素素雅趣增，
平平凡凡笔耕勤。
大山赖细土，
小草依开心。
三发三不发，
四自四基本。
岁月无意催渐老，
风雨有情砥砺人。
永远不败是精神！

（原载 2001 年 4 月 2 日《昆山日报》）

配好你的“精神营养”大套餐

随着人们生活水平的提高，许多人已不仅仅满足于解决温饱的粗茶淡饭，而开始转向讲究饮食营养，以求健康长寿。一些人更是吃遍了天上飞的、地上跑的、水里游的山珍海味。然而，我们千万不要忘记，还有一种不可缺少的重要营养——精神营养。

所谓精神营养，就是通过大脑神经中枢自我控制，保持健康的心理状态，以达到延年益寿的目标。辩证唯物主义关于物质和精神作用与反作用的关系的理论，深刻地揭示了这一真理。当人的心情舒畅时，人体的生理功能就处于最佳状态，而心烦意乱时功能就会下降，引发疾病。心情好时，粗茶淡饭也感香甜，心情抑郁悲愁时，山珍海味、各类药品也治不了病。相信许多人都有这种切身体会。当今，现代人处于急剧变幻的社会，来自各方面的压力不断增加，工作、学习紧张，人际交往频繁，生活节奏加快，还有噪声、拥挤、环境污染等外界因素的影响，往往会感觉心理压力过重，身心疲惫懒散，容易丧失信心，甚至精神崩溃。因此，讲究精神营养，显得尤为重要。

精神是人体机能活动的表现。祖国医学很早就对精神营养有认识，并十分重视人对精神营养的研究。《内经》曰：“恬淡虚无，真气从之，精神内守，病安从来，是以志闲而少欲，心安而不惧，形劳而不倦”。又说，“怒伤肝、喜伤心、恐伤肾、思伤脾、忧伤肺”。七情强烈而持久的情志刺激，将会变成精神致病的因素。精神充足则身强，精神衰弱则体弱。而良好的环境、优美的话语、乐观的情绪、坚强的信念、善良的美德都是精神营养的“大套餐”。

良好的环境能给人以良好的精神状态。清新的空气、芬芳的花香，可使人精神愉快；难闻、有毒的气味，人们会自然地掩鼻、闭嘴、憋气。那些恐怖的、污秽的、悲伤的场面会损伤人的精神；美好的景物，艺术的欣赏，则能使人心旷神怡。优美的生活环境、和谐的工作氛围，游历祖国的大好河山，欣赏大自然的美景和优雅的艺术有利健康。

优美的话语，无论是听到或由你说出，都对增进健康十分有益。良言一句三冬暖，恶语伤人六月寒。当紧张的脑力劳动后或体力疲劳时，听听音乐，聊聊天，都会使人很快恢复疲劳。幽默能够使人长寿，用幽默疗法可治疗忧郁型和狂躁型精神病。粗鲁的语言、噪声、靡靡之音等，能使人的情绪恶化，从而影响健康。

良好的情绪则可帮助人们战胜疾病。我们身边发生过不少这样的事例，两个病情相仿的人，情绪乐观的病情不断减轻，而情绪悲观的病情却在不断恶化。不少癌症患者运用适度药疗之外的“阅读激励法”、“爱情疗法”、“音乐调节法”等方法以调节情绪，结果出现了神奇的抗癌自愈力效应，充分展示了良好的情绪的作用。

美好的信念和理想，精神的鼓励和支持，将会产生惊人的毅力，去战胜难愈的疾病。然而，当有的人脑海中装的是邪恶自私和非正义的东西时，他就会因精神压力形成恶性刺激。这种精神折磨极易损伤健康，影响寿命。

与人为善，有益健康。科学研究发现，做好事对人的免疫系统有益。帮助别人可导致得到别人的感谢和喜爱，由此产生的温暖，有助于使你免除精神紧张。一个人多行善事，助人为乐，心中必会涌起欣慰，会使心情轻松愉快，提高免疫力，增强抗病力，达到健康长寿。

（原载2000年9期《医学科普》）

七招教你好心境

心境是人在一个相当长的时期内持续存在的某种情绪状态。某种心境的产生原因和作用，往往不宜被别人觉察。工作的顺逆、事业的成败、人际关系、自然环境、生活条件以及人的身体状况都能成为引起心境变化的原因。心境又有积极和消极之分。积极的心境，如愉快、恬静、舒畅等，有助于人的积极性、主动性和创造性的发挥，提高学习和工作效率。消极的心境，如担心、紧张、惧怕等，使人心灰意懒、厌烦、陷入消沉，降低学习和工作效率。

好心境指积极心境。心境的特点决定了好心境需要大家共同努力创造。所以，我们要积极创造好心境，预防和调节消极的情绪。

现代医学及心理学研究表明，情绪不仅影响人的健康，而且影响人的社会活动。积极稳定的心境与人的正确的世界观、人生观和价值观有关，与人的个性特征有关。人们都愿在愉快融洽的环境中学习、生活和工作，而愉快融洽的环境则需你我他共同努力创造。概括起来应从以下几点做起：

热爱生活。生活包括人为生存和发展进行的各种活动，生活是多姿多彩的。一个热爱生活的人总是朝气蓬勃、奋发向上的，因此也带给他人一种生活的快乐和希望。

助人为乐。关心他人，助人为乐，会使自己心情舒畅，心境坦然。反之，如私心严重，常做坏事，就会斤斤计较，提心吊胆，不得安宁。

谦虚谨慎。满招损，谦受益。要有自知之明，多看别人的长处，虚心向他人学习，这会为人际关系的发展打下好的基础。

学会宽容。理解他人，豁达大度，大事清楚，小事糊涂，就能保持心理的平衡，在人际交往中获得满足和快乐。否则，紧张的人际关系必然带来精神和生理上的病变。

磨炼意志。勇于坚持正确的工作目标，不受错误的思想、舆论所左右，培养韧性和毅力，一步一个脚印努力去实现。

积极赞扬。每天在你的周围都发生着许多值得称赞的事，你要适时地用欣赏和赞扬的态度，多说几句感谢话，而不要看这也不顺眼，那也不顺眼，应让心灵洒满明媚的阳光。

学会幽默。幽默是不良情绪的消毒剂和润滑剂。你不妨储备一些好故事和好笑话，工作之余，你和同事们会从这些故事和笑话中流露出自然的笑声。

辩证唯物主义告诉我们，外因是变化的条件，内因是变化的根据，外因通过内因而起作用。因此，创造好心境要从自己做起。

（原载 1998 年 3 月 24 日《中国人事报》）

彩虹总在风雨后

我的案头放着两篇美文，一篇是《人生路上，不要轻言放弃》，另一篇叫《“放弃”是人生的一种超越》。读毕，不禁令人拍案叫绝。文章从不同的角度给人以智慧、以启迪，可以说是歧途同归，亦可以称“英雄所见略同”。

《淮南子·人间训》上讲过一个故事，塞上一个老翁丢了一匹马，正在老人为失马而伤心的时候，他的马回来了，并且领回了胡人的骏马。得了骏马，老人当然非常高兴，可是，因骑马却摔伤了自己的儿子。儿子残废了，老人又痛心不已。此时，战火烽起，朝廷征兵，他的儿子被免除了兵役，避免了死于战场。后来人们用“塞翁失马，安知非福”来形容世事多变，凶吉莫测，得失无常，坏事可以变成好事。

人的一生就好比走路，会遇到很多很多的岔路口，每到一个路口都将面临一次选择，而每一次选择无不影响着未来的发展和前途。每一个人都会遇到这样那样的困难和挫折，品味世间的酸甜苦辣，经受人间的悲欢离合。生活中有得也有失。是舍，是得？是放弃，是坚持？充满了辩证法。生活对人生最大的考验不仅是“得”，也有“失”，即放弃。哪些需要放弃，哪些永不放弃？此时此刻，需要智慧，也需要勇气。需要我们理智的做出抉择。假如生活欺骗了你，不要忧郁，也不要愤慨。只有通过我们自己的努力，才会有希望和出路，才会改变自己的命运。

伏尔泰说，使人疲惫的不是远方的高山，而是鞋子里的一粒沙子。在人生的道路上，我们必须学会随时倒出“鞋子”里的那粒“沙子”。这小小的“沙粒”就是我们需要随时放弃的东西。什么也不放弃的人，往往会失去更珍贵的东西。美国有一对叫马诺哈尔和娜赫玛的夫妇。前者是一位天才的科学家，后者是一名出色的教师。两人在绘画方面都才华横溢。他们本来有一个幸福的家庭。可是，天有不测风云，娜赫玛遭遇车祸，不幸瘫痪。马诺哈尔患上了视网膜变性，视力逐渐衰退。但是，他们没有自暴自弃，而是不离不弃，相互扶持，打开了通向新生活的大门。娜赫玛在家里为学生开设了英语口语课，还积极为慈善机构筹款。马诺哈尔一边照顾瘫痪的妻子，一边写书，五年来出版了三本书，他的第四本书也即将出版。

人类历来推崇自强不息，坚韧不拔，威武不屈。《大长今》中的长今"屡战屡败，屡败屡战"，无论怎样经历曲折艰辛、遭受挫折失败，无论身边的人如何颓废，她都执著地坚持自己的理想、信念和追求。他们的故事告诉我们，面对厄运，只要我们不屈服，有一种昂扬奋进的、坚强的力量，哪怕是风暴把生命之舟吹到荒岛上，我们也会以主人的姿态上岸。

柳宗元在《蝜蝂》这篇文章中曾经描写蝜蝂这种虫子，由于太贪，只得不失，不会放弃，一路走过不论是食物，还是尘土沙石，不管有用没用都要，结果积重难返，最后累死了。我们熟知的童话故事《掰棒子》中讲到，聪明的小猴子不甘心手中只有一个棒子，结果是掰一个丢一个，辛劳一生，手中仍然只有一个棒子。这两个故事从舍和得，弃和留不同的角度给了我们有益的启示。

放弃是一门学问，一种艺术。人生之中贵在放弃，懂得放弃的人才会拥有更多。快乐的人放弃痛苦，高尚的人放弃庸俗，纯洁的人放弃污浊，善良的人放弃邪恶。放弃痛苦，快乐的人会更快乐；放弃庸俗，高尚的人会更高尚；放弃污浊，纯洁的人会更纯洁；放弃邪恶，善良的人会更善良。聪明的人勇于放弃，高明的人乐于放弃，精明的人善于放弃。

正如一则广告词说的那样，"舍清溪之幽，得江海之博"；"舍得之间，仅得三两，是谓精华"；"有舍才有得，小舍小得，大舍大得"。经历风雨，未必能见到彩虹；但不经风雨，根本不可能见到彩虹。彩虹总在风雨后！

（原载 2005 年 12 月 11 日《保健时报》）

想哭就哭　该笑就笑

笑和哭是因感情引起的外在表现不同的心理活动。《辞海》释义：笑，因感情喜悦而开颜。哭，流泪而放悲声。

笑是心情舒畅的表现，是有益于身心健康的心理活动。笑，又是一种有益的体育活动，而且它的作用是其他任何体育项目所不能代替的。一次尽情的欢笑，相当于进行一次适度的体育锻炼，它能使腹部、胸部、肩部和全身的肌肉、关节都得到有益的活动，对人体各个系统起到良好的调节作用。通过笑锻炼面部、横膈膜以及腹部的肌肉，有利于声带、血液循环和呼吸器官的健康。现代医学研究表明，一次突发性的欢笑，可使脉搏增快一倍，收缩压升高，血液中肾上腺素的浓度也会大大增加，待笑声过后，血压即恢复正常，心跳有力，使人头脑清醒，周身轻松。

笑对神经系统也有良好的调节作用，它能消除紧迫感，使肌肉放松，驱散忧愁，生活中我们都有这种体会，当烦恼和劳累袭来的时候，听段相声或轻音乐，看看喜剧，或几个知心朋友聊一聊，讲个笑话，烦恼疲劳顿消。在人们欢笑的时候，体内会产生一些微妙的变化，使内啡肽的含量增多。内啡肽是存在于脑和神经组织内的一种生化物质，这种物质具有类似吗啡的功能，有镇痛与欣快作用。

现代医学非常重视对笑的研究，如美国推广一种“笑疗法”，根据病人的病情，医生在医嘱中要求病人每天进行一定时间的笑。国内外一些医生还向癌症患者和其他疑难杂症患者推行“笑疗法”，让患者在笑声中改善身体机能，同时激发患者与疾病作斗争的勇气和信心。德国成立的笑联盟，笑竞技中心，其任务就是通过笑运动增强人的体质，陶冶人的心灵，以利健康。

至于哭，人们通常把它看做是有害于身心健康的心理活动。男儿有泪不轻弹。真的抑制不住了，往往也是“掩面而泣”。其实，哭泣同样有利于健康。经科学研究证实，人在悲哀流泪时眼泪中含有一种有毒物质。因此，悲哀时不妨大哭一场，可以使心中的悲哀与痛苦、激愤的情绪得以渲泄。哭过之后，会使人顿觉轻松，心理上得到了平衡，憋闷感也会减轻。而那种强忍眼泪的做法则不符合心理卫生要求，严重时可诱发心身疾病。所以，从某种意义上讲，哭泣对健康也是有利的。

当然，凡事要有度，哭也好，笑也好，要因人而异，恰到好处。如高血压患者、中风患者和刚做完手术的病人就不宜开怀大笑或捧腹大笑，免得乐极生悲。年长、体弱多病的人则不宜久久沉湎于悲痛之中。而对于孕妇，大笑和大悲都是不适宜的。

（原载1994年5月24日《北京日报》）

我爱家乡忘忧草

在现代社会生活中，无论是单位还是家庭，无论是朋友还是亲人，都免不了遇到一些不顺心的人和事，即使是没有这些烦恼困挠，你也不可避免地遇到头痛发烧、身体不适。正是春有百花秋有月，夏有凉风冬有雪，若无闲事挂心头，便是人生好时节。因此，劝君常吟咏董老必武的诗句：贻我含笑花，报以忘忧草，莫忧儿女事，常笑偕吾老。

忘忧草，俗称黄花菜，又名金针菜，萱草。相传秦朝末年陈胜挨饿讨饭，吃过一户黄姓农家母女蒸的一碗萱草花。后来，陈胜吴广率领农民起义，在陈州建立张楚国，陈胜称王。一日，他想起黄家母女的解饥之恩，便请来黄家母女为他蒸了一碗萱草花。谁知，他只尝了一口，便连说："苦！苦！难吃！"黄阿婆说："饥饿之时萱草香，吃惯酒肉萱草苦。"一句话羞愧的陈胜跪地便拜。陈胜把黄家母女留下来专门栽培萱草，并将萱草改名黄花。因为黄母的女儿叫金针，加之黄花菜形似金针，所以人们又给它起了一个"金针"美名。后来，陈胜、吴广率领的农民起义军失败，鲜血洒满了陈州大地。一夜，狂风暴雨，雨过天晴后，陈州遍地黄花怒放。

我的故乡古称陈州，今河南淮阳县，故乡的人多是乐乐哈哈，不知忧愁，据说是因常食忘忧草。黄花菜不止是"忧"的时候香，就是在富足得"忘忧"的时候仍然是香的。据分析，它含有丰富的营养：每百克黄花菜含蛋白质 14.1 克，各种维生素 11 毫克，脂肪 0.5 克，粗纤维 6.7 克。还含有人体必需的糖、核黄素、胡萝卜素、尼克酸、硫胺素、铁、磷等物质。

黄花菜还具有消炎止血、清热镇痛、利便消肿等功能，黄花的花粉清香飘溢，蜂盘蝶绕，是理想的蜜源植物；黄花的叶片可造宣纸，黄花菜能酿酒；黄花子可榨取工业用油。

我国黄花菜有六大产区，唯淮阳黄花菜品质特别优良。它双层六瓣，七根金针似的花蕊，色泽金黄，菜条肥厚丰润，油份大，弹性强，质地脆，久煮不烂。用它炖鸡、焖鱼、烩肉、油炸、凉拌，无论是做成菜和羹，味道鲜美可口，别具风味，是餐桌上的佳肴。

黄花菜是多年生宿根植物，根系发达，适应性强，抗贫瘠，耐干旱，不怕寒暑，成活容易。所以称它“忘忧草”当之无愧。

人亦应如此。

（原载 1997 年 11 月 3 日《健康报》）

微笑的魅力

真诚的微笑是心理愉悦、良好素质修养和崇高职业道德的表现，有着丰富而深刻的内涵。

微笑被誉为“解语之花，忘忧之草”。古今中外，人人都喜欢微笑的风采，所以造神者总是聪明地把善神造成微笑的样子；人人都喜欢微笑的艺术，所以历来的艺术高手都喜欢雕塑或描绘微笑的面目。从东方维纳斯——文殊菩萨，到西方维纳斯——米洛岛上的无臂女神；从女娲的造像到《蒙娜·丽莎》画像，她们都含着神秘的微笑，使人们面对她们的笑浮想联翩，遐思万千。

微笑是心理健康的需要，是成熟人格的象征，也是社会文明进步的标志。真诚的微笑，给人一种安全感，使美好的情操、愉快的思绪、温暖的诚意和善良的心地，水乳般地交融在一起。真诚微笑的人能够对他人尊重和同情，能够分担他人的痛苦，也能与人分享快乐，体谅并乐意帮助他人。记得在那特殊的年代里，微笑成了小资产阶级的情调。人们整天就是斗、斗、斗，父子间、母女间、夫妻间、同志间到处都闹“决裂”、“划清界线”，今天还是亲人、朋友，明天就可能是仇人、敌人。人们没有安全感，也就没有微笑。

微笑是自信的象征。顺境中，微笑是成功的嘉奖；逆境中，微笑是对创伤的“理疗”。倘若一个人充满自信，那么他在遇到困难时，就能够镇定自若，笑对人生。历史上文王拘而演《周易》，屈原流放著《离骚》，左丘失明写《左传》，司马迁受辱留《史记》。在中国近现代史上，鲁迅先生“横眉冷对千夫指，俯首甘为孺子牛”，刘胡兰面对敌人的铡刀宁死不屈，陈毅元帅在硝烟弥漫的战场谈笑风生，轻松对弈。看今朝，无论是体坛健儿，还是科技精英，无论是劳动模范，还是先进典型，面对困难，面对挑战，面对冷嘲热讽，无不充满着自信的微笑。

正如一位诗人写道：我微笑着走向生活，无论生活以什么方式回敬我。报我以平坦吗？我是一条欢快的小河；报我以幸福吗？我是一只凌空飞翔的燕子；报我以不幸吗？我是一根劲竹经得起千击万磨。生活里不能没有笑声，没有笑声的世界该是多么寂寞，什么也改变不了我对生活的热爱，我微笑着走向火热的生活！

热情的微笑是社会的幸运，智慧的外化，和平的天使，她虽展现于脸颊，蕴含的却是崇高的人格。在现实生活中，如果能多些微笑，便会多些愉快、安详和融洽。白衣天使在病人面前微微一笑，好似冬日里的艳阳高照，又如一剂祛病良药；商店服务员迎着顾客微微一笑，宛若春风拂面，让人有宾至如归的感觉；人与人之间出现磨擦，如果不急不躁，平心静气，微微一笑，那么相互间的距离就近了，心与心的渠道就通了。容貌美丽者的微笑，可以使风采倍加迷人；姿色平淡者的微笑，可以强化局部美的魅力；即使是貌丑者也会因为发自心灵的微笑弥补形象的缺憾。儿童的微笑，烂漫天真；长者的微笑，和蔼可亲；领导者的微笑，平易近人；同志间的微笑，充满友情和信任。所以礼仪学校把微笑作为学员的一门必修课程。美国爱达荷州的卡特洛市有一项法令，市内所有的人不得愁眉苦脸和拉长面孔，违者要罚款。该市人人面带笑容，被称为“微笑之都”。社会上曾流行一首《微笑》的诗：

微微一笑并不费力
但她带来的好处却无法算计
得到一个笑脸会觉得是个福气
给予一个笑脸也不会损失分厘

微微一笑虽然只需几秒
但她留下的记忆却不会轻易逝去
没有谁会富有得连笑脸也拒绝看到
没有谁会贫穷得连笑脸也担当不起
微笑使您的家庭带来和顺美满
微笑使您的工作中百事如意
对于疲劳者她犹如休息
对于失意者她仿佛鼓励
对于伤心者她恰似安慰
她买不来，借不到，偷也偷不去
因为她只是在给人后才变得珍贵
微笑魅力非凡，愿天下人拥有真诚的微笑。

（原载 1996 年 9 月 3 日《人民日报》）

吃苦保健康

中医认为，苦味属寒，苦味入心，可泄降心火。科学研究发现苦味食品富含氨基酸、维生素、生物碱、苦味质、微量元素等，具有抗菌消炎，帮助消化，增进食欲，提神醒脑，消除疲劳，健脾利胃，调节肝肾等功能。近年来，苦味食物越来越受到人们的青睐，这是有科学根据的。祖国医学认为，“阴平阳秘，精神乃治”。但由于人们在饮食上嗜辛甘而恶苦味，往往导致人体阳常有余、阴常不足而易发生苦夏症。夏季吃些苦味食品，可以苦克“苦”。夏季人体常处于心火旺而肾气虚的状态，而苦味食品入心经而降心火，心火去而神自安。药食同源。苦味食品可以起到药物的疗效。医学科学研究证明，味苦的食物同药物一样具有 3 种作用：一是泄，治热结便秘，气逆咳喘，热盛心烦；二是祛，祛寒湿，除湿热；三是泻，泻阴存阳。

可供食用的苦味食品很多，如苦瓜、芹菜、芥兰、丝瓜、葫芦、瓠子、苜蓿、香椿、豆豉、荆芥、芝麻叶、牛蒡根、蒲公英、百合、慈姑、绿茶、咖啡、可可、菊花等。

食物中味苦者当推苦瓜。李时珍在《本草纲目》中指出：“苦瓜气味苦、寒，无毒，具有除邪热，解劳乏，清心明目，益气壮阳的功效”。《随息居饮食谱》载：“苦瓜青则苦寒，涤热、明目、清心，可酱可腌。鲜时烧肉先去苦味；虽盛夏而肉汁能凝，中寒者勿食。熟则色赤，味甘性平，养血滋肝，润脾补肾”。它含的维生素 C 相当丰富，每百克中含量达 34 毫克。它含的铁质也很高，每百克含量达 6.6 毫克。此外还含有蛋白质、脂肪、糖类、多种矿物质和维生素，能够为人体补充各种必需的营养。苦瓜容易栽培，春种秋实，而以我国南方广大地区种植最为普遍，食之最为平常。毛泽东就非常喜欢食用苦瓜，几乎是他一生中不间断食用的家常菜肴。广东省一些地方流传着一首专门赞颂苦瓜的客家山歌。歌曰："人讲苦瓜苦，我话苦瓜甘。甘苦任君择，不苦哪有甜。"苦瓜为寒性食品，食之能清热、消暑、解毒，所以习惯用它作茶、煎汤、盐渍、炒食，其味耐人品评，别具一格。近代有人发现苦瓜具有降血糖、抗癌肿的新用途，其身价一下子又提高了好多。

啤酒：啤酒含有丰富的氨基酸、蛋白质、糖、矿物质及其他有益人体健康的成分，素有"液体面包"的美誉。啤酒花是酿造啤酒的重要原料，其成分复杂，具有独特的香味和苦味。啤酒花味苦、辛香、性凉，有健胃消食、镇静安神、清热利尿、解毒热等功效。另外，啤酒中所含的酒精度很低，它能产生一种轻微的刺激，引起中枢神经适度的兴奋，能促进食欲，帮助消化，使人感到舒适。啤酒内饱含二氧化碳，人喝了啤酒，碳酸气从口腔中溢出来，带走了体内的部分热量，从而起到消暑解渴的作用。夏日炎炎，喝一杯清凉的啤酒，会使你神清气爽，疲劳烦热顿消于无形之中。

苦菜：为菊科植物苦苣的全草，茎直立，中空，具乳汁。有清热解毒、活血化瘀、排脓消肿等功效。全草含有多种维生素、鞣质、矿物质、胆碱、甙类、甘露醇等化学物质。《水草纲目》载："苦菜调十二经脉，安心益气，轻身耐老，强力明目"。苦菜虽苦，但略带甜、酸味，质脆爽口，醒脾开胃，增进食欲，为夏日餐桌上一味佐食佳肴；若泡制成凉茶饮用，能振奋精神、消除暑气、祛除疲劳、利尿通便。我的童年时候，吃不饱饭，常常到野外采苦菜充饥。

莴笋：又名莴苣，性味苦甘、微寒，有利五脏、通经脉、开胸膈、紧筋骨、去口气、白牙齿、明眼目、通乳汁、利小便、解热毒等功效。莴笋清香脆嫩，非常爽口，夏季吃一条青笋，清凉解渴，暑气顿消。现代医学研究发现，莴笋的汁液可增加胃液胆汁和消化酶的分泌，并刺激胃肠道平滑肌的蠕动，从而起到增加食欲、促进消化的作用。莴笋中含有丰富的钾，能维持心脏节律，促进排尿，调节神经传导。

蒲公英：既可作蔬菜，凉拌、烹调，又可入药治病。蒲公英多吃不伤人，还可起到清热、解毒、止泻、保肝、健胃、降血压、抑菌、抗癌等作用。蒲公英根焙干研末冲服可代替咖啡，既营养又有兴奋神经作用。

苦丁茶：苦丁茶具有清热解毒、杀菌消炎、止咳化痰、健胃消积、提神醒脑、明目益思、减肥防癌和抗辐射、活血脉、降血脂、降低胆固醇等功效。为凉肝散血、止痛消炎药。对治疗咽喉炎、口腔炎、高血压、肥胖症和急性肠胃炎等有显著疗效。

苦杏仁：其营养十分丰富，含脂肪酸、蛋白质和各种游离氨酸，矿物质含量也很高。其中钙、镁、磷含量分别为牛奶的3、4、6倍。苦杏仁含有约3%的有毒成分——苦杏仁甙，在食用前，须采用水煮等方法加以去除后才能食用，且一次食用不宜过多。苦杏仁是一味重要的药材，李时珍总结其有三大功用：润肺、消食和散滞气。

苦荞麦：苦荞麦中含有大量蛋白质、脂肪、维生系 B_2、芦丁、维生素P、叶绿素等营养物质。苦荞麦作为禾谷粮食含有特殊成分，可降低毛细血管的通透性，维持微血管循环，降低人体胆固醇，有降血压健脑之功效。

其他苦味食品不再一一介绍。食用苦味食品的原则是不易过量，否则会抑制胃酸分泌，影响食欲，甚至引起头晕恶心、呕吐等不适。因此，为了我们的身体健康，我们要坚持适当吃“苦”，以吃“苦”为乐、吃“苦”为荣。

（原载2001年4月27日《中国民航报》）

多些关心 少点早逝

我国中青年科技工作者勤业敬业，忘我工作，受到人民的称赞。然而，中青年科技人才英年早逝的悲剧又常使国人扼腕痛惜。

卫生部追授陕西省结核病防治院院长兼党委书记高智等4位同志“人民健康好卫士”荣誉称号。这4位同志是今年先后在工作岗位上去世的医务工作者中的杰出代表，《健康报》等报刊先后宣传报道了他们的事迹。我们在宣传他们，学习他们高尚的医德医风和忘我工作精神的同时，我不禁要问，健康卫士，谁来护卫你们的健康？

吃苦耐劳，最富有牺牲精神，是我们民族的美德，广大的科技工作者特别是他们中间的先进模范人物，更是这一美德的实践者和发扬者。各级政府和领导要进一步从工作、学习和生活诸方面关心、爱护他们。同时，全社会也要形成尊重知识、尊重人才、学习先进、关心劳模的社会主义精神文明新风。正如陈敏章部长曾指出的，劳动模范、先进工作者不仅是物质财富的创造者，更是我们时代精神财富的创造者。他们是人民群众的优秀代表，在平凡的岗位上创造出不平凡的业绩，应当大力宣扬他们。表彰和学习劳模非常重要，关心和爱护劳模更加重要。

（原载1996年12月10日《健康报》）

科技工作者　保健讲科学

我国许多中青年科技工作者勤业敬业，忘我工作，受到人民的赞扬。然而，不少优秀人才英年早逝的悲剧使人们扼腕叹息。根据科技工作者的工作特点，自我保健应从五个方面入手。

加强运动　从事科研工作的同志，长期坐着工作，如不加强锻炼，久之会使心血管和肺部患病的机会增多。因此，要坚持在工作间隙、饭前饭后多活动，经常散步或在上下班途中步行一段路程。

劳逸结合　不要经常熬夜。这是因为体内的两种激素——生长激素和肾上腺素只能在夜间睡眠时才能分泌，久开“夜车”，会使这两种激素的分泌机能紊乱。医学研究还表明：白天人的交感神经活动与新陈代谢的异化作用占优势。久开“夜车”会使上述节律失调，从而出现食欲不振、失眠多梦、精神萎靡、思维判断能力变得迟钝等症状。

用脑切勿过度　在从事紧张的脑力劳动时，人大脑消耗氧和营养物质以及产生的代谢废物会越来越多，达到一定程度时，兴奋就会转变为抑制，表现为注意力不集中、头昏脑胀、反应迟钝等大脑工作效率降低的现象。此时必须休息，否则易出现失眠，严重者会导致神经衰弱和脑功能紊乱。

生活要有规律　无规律的生活会使神经经常处于紧张状态，可殃及体内各器官。而规律的生活可使神经有张有弛，大脑和各器官系统的功能保持最佳状态，有益于健康。因此，要注意形成生活规律。

有病快去看医生　大量资料表明，很多严重疾病的早期症状不甚明显，有些老年性疾病也是始发于中年时期或更早，尤其是许多慢性病，诸如高血压、溃疡病、心律失常等等，常以潜伏的形式悄悄地发展。很多人因繁忙的工作忽视了去查治。一旦机体抵抗力降低，潜在隐患就可能发生突变，如有高血压的人突然中风，有冠心病的人可能发生致命性 猝死，有的人发现癌症已属晚期……因此，定期检查，有病早治是至关重要的。

（原载 1999 年 1 期《医学科普》）

来自生活的幽默

治愈率

按照医疗卫生行政管理部门的规定，所有开业的个体诊所每年都要报告年度诊疗情况。一家诊所的报告是这样写的：“去年，我所病人治愈率为百分之五十，一名病人死亡。”

医政科通过综合评价，把这家诊所准备作正面典型宣传，遂进一步前往调查。结果发现，该诊所去年只接诊了两个病人，一个治愈了，另一个死亡了。

手术越快越好

医生：你的病已经非常严重了，现在住院马上手术。

病人：可是，我做手术的钱还没有凑够。

医生：好吧。不过我要告诉你，这样等下去不仅是你的病情会加重，并且手术费也要往上涨的。

接生

一个小伙慌慌张张跑进医院：“大夫，大夫，快去救救我的妻子。”

医生：“她怎么了？”

小伙：“难产！孩子生不下来。”

医生：“这有什么大惊小怪的，你去商店买个玩具，要新潮的。孩子看见玩具不就出来了。”

锦旗

医生正在为病人治病，突然闯进来一个青年要把一面锦旗送给他。医生吃惊地说："你搞错了吧？我好像没有给你看过病。"

青年说："你是没有给我看过病。可是我的叔叔上周是你给他看的病。他吃了你开的药很快就死了。所以我就提前继承了他的遗产。我要感谢你呀！今天特送锦旗一面。"

手术之后

一位手术后的病人被推进了病房，看上去非常高兴，精神不错。同病房的两个病友都向他祝福。他说："感谢医生！我的手术做的非常顺利。"

一个病友说："老兄不要高兴得太早了，医生把手术刀忘在我肚子里，我不得不第二次开刀。"

另一个病友接着说："我是因为一块纱布忘在了胃里，也挨了两刀。老弟真的不要太乐观。"

正说着，刚给这个病人做手术的医生进来问："有一把止血钳到现在还没有找到，会不会在你这里啊？"

高明的医术

有个胖女人胖得连路都走不动了，丈夫带她来医院看病。医生收了她昂贵的医疗费后对其丈夫说："你回去准备后事吧，不用再治了，怕是活不了几天了。"什么药也没有给。

胖女人回到家，茶饭不思。几天过去了，她仍然活得很好，而且也感到轻松了许多。于是就自己跑到医院找医生讨要看病的钱。

医生说："你现在减肥减得都可以自己来医院了，难道不是我高明的医术吗？"

不见，就是不见

某社会活动家，经常参加社会活动，不停地接见各界名流及崇拜者，终因身体不支，卧病在床，决心不再会见任何人。

这天，家人为他请来了医生。告诉他，医生来了。他不假思索地摆摆手说："不见，就是不见！"

请你把舌头伸出来

在医院的候诊室里，一个爱唠叨的病人没完没了地说话，医生就让她把舌头伸出来。

"我的舌头伸出来这么半天了，你怎么还不给我检查？"病人问。医生说："现在还没有轮到你。我让你把舌头伸出来是叫你不要大声说话。"

脑袋

一个生活简朴的人戴了一顶比较破旧的帽子，被朋友看到了，朋友就嘲笑他说："你脑袋上面那个玩意是什么？那还能算是帽子吗？"

这人不紧不慢地回敬道："你那帽子下面的玩意儿是什么？那还能算是个脑袋吗？"

脸皮

两个人打赌，什么最硬？一个说，"石头最硬。"

另一个说，"石头可以粉碎，不能算硬。我看老弟的胡子应该是最硬的。"

那人问："何以见得？"

这人答："老弟的脸皮这么硬，它还能钻出来，你说是不是胡子最硬？"

那人笑道："老兄，你脸上的胡子为什么到现在还没有钻出来？"

耳朵

妈妈在给儿子讲耳鼻眼口的作用，讲了几遍以后，她要求儿子复述一遍"耳朵是干什么用的？"

儿子怎么也答不出来。妈妈就揪住儿子的一只耳朵问："你想起来了吗？"

儿子答："我想起来了，耳朵是给你打我用的。"

耳朵和嘴

小孩子问大人："人为什么长着两只耳朵，而只长一张嘴呢？"

大人告诉小孩子："这是为了让你们多听别人说话，自己要少讲话。"

小孩子又问："那要是人人都少讲话，怎么才能听别人多说话呢？"

眼睛

某领导刚到一个新单位工作，他色盲的毛病很快被下属发现了，心情非常郁闷。于是，下属就安慰他说："色盲好哇，色盲好，你家买电视机的时候就不用买彩色的了。"

眼睛和耳朵

物理课上，老师讲到打雷和闪电现象是同时发生的。于是，老师就问学生："为什么我们先看到闪电，后听到雷声？"

"我知道，"一个小学生抢答说："因为人的眼睛在前，耳朵在后。"

比吃得快

张三和李四两个人比赛吃枣，比谁吃得快。张三瞅李四看不见就把自己吃的枣核丢进李四的盘子里。不一会，李四的盘子里就堆满了枣核。张三对李四说："你吃的真快。"

李四笑道："我哪有你吃得快呀，你连枣核都不吐。"

舌头

领导下基层视察工作，安排工作人员弄点"不好"的吃吃。结果到吃饭的时候上的是舌头宴。领导问怎么回事？工作人员解释说，"舌头可以把坏话说尽，它应该是'不好'的。"

领导又一次下基层视察工作，这一次他要求弄点"好的"吃。结果在饭桌上的仍然是舌头宴。他又问怎么回事？陪同的人就解释说，"舌头应该算是'好的'，它可以把好话说绝。"

神医分身

某市有一神医，凡疑难杂症药到病除，慕名求医者络绎不绝。有患者送一匾高悬："王神仙诊所"。

忽一日王神仙仙逝，其三个儿子继承衣钵。因三兄弟不睦，三分家产，各自为政。结果把群众送给他们先父的牌匾也瓜分了，于是，三人分别挂牌为"王诊所'、"神诊所"、"仙诊所'。

求医者望着相邻的三家诊所驻足思忖，"神医哪去了?"不得其解，遂问其邻。邻人道："王神仙分身了，这都是他的后代。"

求医者看着分身的三神仙不敢贸然，渐渐地，诊所门前便患者冷落马稀。

学历厕所

某君到一单位办事，内急，匆匆奔往洗手间。进到门口，他愣住了。原来，门口贴着如下告示：

“非本科勿入！”

某君纳闷：“进进厕所还要本科学历，看来不考个高文凭不行了。”

去皮

一日，在肉摊购肉，称完以后，我要求师傅把肉皮刮掉。前边刚刚买完肉的女士看到还有这项服务，遂说：“你们还有这种服务呀，那把我的皮也刮掉吧！”

洗枣

办公室同事外出活动时，小刘姑娘购回二斤甜枣，大家都不知道。大家刚一进办公室，就听她大嗓门说：“大家都不要动，我现在帮大家洗澡。”

众人先是有点莫名其妙，继而会心大笑。

减肥

某君见左邻右舍发了财，自己也想找发财的门路，思来想去，遂拟“减肥秘方”广告一则：此乃灵丹妙药，有意者汇款百元即函告。

这种广告报刊不登，电台、电视台也不播，只好油印后在厕所、桥头、电杆等处张贴。

一胖女减肥心切，遂按广告要求寄款百元，不几日果然收到来函，拆开一看，秘方竟然写的是：结婚的请速速离婚，未婚的请快快结婚。

胖女人气个半死，连呼上当，几日吃不下饭去。这样下来真的瘦了几斤肉。

胖女转怒为喜。

没关系

一男士带小孩来医院看病，医生说，“孩子患的是传染病，不能和你们住在一起了，快住院吧。”

男士满不在乎地说：“谢谢大夫的提醒。不过没有关系，孩子不和我们住在一起，是和他妈妈住在一起的。”

让小姐报报

几个朋友一起聚餐，因大家很久没有见面了，到一起就有说不完的话。于是，组织者就没有再征求大家的意见，自己把菜点了。点完菜后，他大声说：“大家安静一下，让小姐报报。”他这么一讲，众人都不说话了。正纳闷时，又听他接着说：“让小姐报报我点的菜。”

司机颂

司机历来是非常受尊重的，大家都称他们为“司长”。为什么呢？原来是“权力”很大。“总坐在前排。管方向、管路线，也管档。小问题动动扳子，大问题揭揭盖子。

大老婆小老婆

家乡习惯称呼老年妇女为老婆（Po）。老婆们在一起，相互称呼时，难免就要用到“大”、“二”、“小”等来区分。到了城里，我对老年妇女的这种称谓仍然未改，但我又婆（Po）婆（po）不分。

我有一毛病，怕冷。都进入夏天了，还与夏季的气候格格不入，整天穿着厚厚的衣服。

一日，与老公一起散步。我见一比自己年龄还要大的妇女，上身穿半袖体恤，下着裙服，不由感慨道："你看看，你看看，那大老婆都过夏天了，我这小老婆还在过春天哩。"不过，我把老婆的婆读成 Po 音了。

说毕，我和老公竟然都笑了起来。

母女俩

女儿长成了大姑娘，比起我来要漂亮许多，可是，每当朋友、同事见到我们母女，总是夸赞道："啊，这是你的女儿呀，长得真像你！"

女儿听到后就老大不高兴，嘴里嘟囔道"我像我妈，我是那么丑吗？"

时间久了，每次再听到有人这样说女儿像我，我感到非常难为情。

一日，我正在家中整理照片，正好女儿回来，看见后就给我急："哎呀，妈妈，说你你就是不听，请你以后不要再动我的照片好吗。"

看到女儿大发雷霆的样子，我也只好板起面孔说："我用'八荣八耻'做保证，妈妈没有动你的照片，这些都是我年轻时的倩影。"

（分别以孟芸、宝宝笔名发表于 1995 年 6 月 10 日、1998 年 6 月 3 日《健康报》，2002 年 12 月 1 日《拉萨晚报》，2006 年 2 月 10 日《北京青年报》等报刊）

三

决心弃陋习　苦恼疾病祛

挑战陋习　远离疾病

时逢迎接建党82周年，西藏自治区开展“除陋习、树新风”环境综合整治活动。圣城拉萨将以整洁、崭新的面貌出现在国内外游人面前。不良的卫生习惯，不洁的公共卫生环境是人类健康的共同敌人；从我作起，从具体事做起，除陋习树新风；养成健康的卫生习惯，树立防治疾病的科学态度是这一活动的主题。

一场没有硝烟的战争，人类与SARS的斗争，在党中央、国务院的坚强领导下，在全党全军全国人民的英勇抗击下，已被我们击退。我们取得了阶段性胜利。然而，今冬明春，SARS会不会卷土重来？今后会不会出现新的危害人类健康的病毒？我们决不可掉以轻心。人类同疾病的斗争未有穷期，我们必须继续努力。当前，摆在我们面前的一项长期而艰巨的任务，就是从同SARS的斗争中总结经验，吸取教训，向陋习宣战，克服不良的行为习惯和生活方式，养成健康良好的行为习惯和生活方式。

习惯，指由于重复或练习而巩固下来的变成需要的行为方式。这说明习惯是在人们的不断活动过程中逐步形成的，而这种习惯又有好与不好之分。良好的习惯既有利于身心和身体健康，也有利于社会生活的文明和健康，而不良习惯即陋习则有损个人身心健康和社会生活的健康。多年前，世界卫生组织就曾提出警告：“生活方式（习惯）疾病将成为头号杀手”。医学专家也曾忠告，人类“不在习惯中长生，便在习惯中衰亡。”99%的人生来是健康的，但由于社会环境和个人的不良习惯而使人罹患疾病。

习惯是同人类文明程度、公德意识和进步理念分不开的。抗击SARS的斗争就是人类同落后的不文明的生活方式和不良卫生习惯的斗争。长期以来，一些人把随地吐痰、到处便溺、乱扔垃圾当成生活小节，以致养成了不良的习惯；一些人固守着“各人自扫门前雪，不管他家瓦上霜”的“事不关己，高高挂起”的心态。如此，疾病的传播就有了孳生的土壤。据科学检定，“小小一口痰，细菌千千万。”一口痰里所含的细菌达数十万之多，其中不少就是能致病的病菌。现代人类社会是一个相互联系、相互交往的整体，人类活动范围的扩大和交通的快捷使疾病的传播非常迅速，随地吐痰、便溺等陋习，实在是害人害己的不文明不道德卫生习惯，必须坚决克服。

摒除陋习既要全社会的参与和努力，更要个人的意志和毅力。“江山易改，本性难易”。有个故事很能说明问题，一个在肉店卖肉的屠夫，每天都趁店主不注意，偷偷藏起一块带回家。这一天在家，老婆让他帮助切肉，他切着切着，又随手藏起一块。肉切好后，老婆觉得肉少了，他尴尬地一笑说，“我忘了，这是在家里。”足见陋习难改。当然培养良好的习惯也是非一日之功。正因为如此，我们才更要对摆在我们面前的艰巨任务有一个清醒的认识，要树立长期作战的思想，从我做起，持之以恒。

克服陋习养成良好的生活习惯不容易，但当人们失去健康，乃至生命的时候就会倍感加强修养提高素质的重要。抗击非典，成为我们移风易俗，提高文明程度的一大契机。我们要积极倡导良好的社会风尚，以对他人对社会高度负责的态度摒陋习、树新风，培养起文明健康的生活方式和行为习惯。

（原载2003年7月4日《西藏日报》）

谈古论今趣话戒烟

吸烟有害健康，妇孺皆知。其实，烟草遍及世界不过几百年的历史。

1492 年，航海家哥伦布发现美洲新大陆时，发现了当地印地安人吸用的一种使人心旷神怡、消除疲劳之感的植物。于是，哥伦布便把这种植物的种子带回了欧洲。1556 年法国开始种植这种植物，后又传入葡萄牙、西班牙和英国，进而传遍世界。当时这种植物被称为“淡巴孤”、“淡肉果”等名称，后改称烟草。

大约在十六世纪中叶（明万历年间）烟草从菲律宾的吕宋岛传入我国，开始只被当做防病、治病的良方用于“驱秽”、“避寒”，价格相当昂贵，一斤烟草可换得一匹好马。后来吸烟的风气日益流行，并逐渐发展为“士不吸烟饮酒者，其人并无风味”。到了清朝，吸烟已同茶酒并列为应酬品，后来达到接待宾客可以无酒无茶，但不可无烟的程度。

我国第一个卷烟厂是 1902 年英国人在上海开设的。当时上海流传着一段顺口溜：“纸卷香烟广及时，年轻争买口含之，沪商多学洋人款，知已相逢赠一支。”看来，相互敬烟的陋习是跟洋人学会的。

如今，上“贼船”容易下“贼船”难，戒除吸烟陋习任重道远。首先是烟草商们不干，特别是一些发达国家的烟草商，当他们在国内市场站不住脚的时候就瞄准了我国市场，为了牟取暴利，大量倾销香烟；二是官僚主义者不干，如果戒了烟，就不好再一杯茶、一包烟、一张报纸看半天了；三是香烟的社会功能不可能马上消失，社交中“酒为河、烟为舟”，朋友间烟酒不分家，敬烟酒才显热情；四是一部分瘾君子的观念难以转变，抽名牌香烟，玩高级打火机成了他们身份和派头的象征。

近读一则趣文，说山西侯马农村有一头骡子的烟瘾很大，用它犁地驾车时，只要往它鼻子里喷烟，它立刻就精神焕发，顿时力大无穷，百般顺从。使役者如不喷烟，就牵不走它。前一个时期也曾流传一段歌谣：有烟没有酒，拖拉机不走；有酒没有烟，耕田不到边。“铁牛”尚且如此，何况人乎！

人类为戒烟想了不少办法，戒烟糖、戒烟茶、戒烟烟、戒烟烟缸、戒烟香水、戒烟电话、戒烟打火机、戒烟机器人……五光十色，眼花缭乱。

如果你真想戒烟，就请自觉接受他人监督，当然是“妻管严”效果最明显。有一位妻子见丈夫吸烟成瘾，在多次劝阻无效的情况下，写了一幅对联嘲讽丈夫：张口闭眼，喷云吐雾，谁家男人像你这烧火先生？起初，这丈夫大男子主义作风不改，应下联回击：搬嘴弄舌，说风道雨，哪个女子似我那泼水夫人！妻子认为自己做得对，毫不让步：根根柱柱抽抽扔扔手手人民币；丝丝缕缕吸吸吐吐口口尼古丁。丈夫不知是心疼钱，或害怕尼古丁，还是为妻子的精神所感动，写下了：信是人言，本欲取信于人，不然言而无信；烟乃火因，常见抽烟起火，应该因此戒烟。宣传戒烟就应动之以情，晓之以理。

戒烟关键靠个人的意志。革命导师马克思、列宁是我们学习的榜样。马克思一度烟瘾很大，常常一边工作一边吸烟。他曾说过，他的长篇巨著《资本论》的稿费不够偿付他写作时所用的雪茄钱。后来他得了气管炎，当他母亲告诉他吸烟有害健康时，他一边说：“好吧，从今天起，我就戒烟，”一边从衣袋里掏出吸剩的半包烟请妈妈把它烧毁。自此以后，他再也没有吸过一口烟。

（原载1999年9月3日《中国吸烟与健康》）

"瘾君子"侃抽烟

世界无烟日这天，办公室主任把烟民们召集起来，讨论如何戒烟的问题。大家你一言我一语，振振有词：

"谁说抽烟有百害而无一利?！他懂不懂辩证法？事物都是一分为二的嘛。"

"抽烟是男子汉成熟的标志。小孩子是不抽烟的，只有大人才抽烟。所以当我点燃一支香烟的时候，就等于向世人庄严宣告：我已是堂堂男子汉了！成熟的男子有突出的喉结，这是烟熏出来的。咽喉咽喉，抽烟壮喉。"

"香烟是外交的'礼炮'，公关的'小姐'。总统来访，有礼炮欢迎；我们见面用'20 响'应酬。求人办事，表示表示，第一步总需要'研究研究'。烟酒烟酒，有事好求。"

"烟油味，尼古丁真厉害，抽烟人夏日里免受蚊叮虫咬，连毒蛇也不敢靠身。冬天里提神增温驱除寒冷。俗话说，烟暖，烟雾缭绕，倍感温暖。要是你忘记戴表，抽烟还可以助你记时呢。比如常说的'抽只烟的功夫'。吞云吐雾，利于思考；运筹帷幄，细抽慢品；心急火燎，急抽猛啜；当机立断，狠掐烟蒂。电影电视中的场面实不少见：喜事盈门、解闷消愁、闲着无聊、劳累过度、危急关头……"

"抽烟搞活了经济，功不可没。就说去年吧，烟草行业利税突破 700 亿元大关，这么好的经济效益，不都是靠咱们一支接一支烧出来的吗？这是多么崇高的爱国行动！你说抽烟致病？没有病人医院干什么。有了病人，医生才有饭吃，医学才能发展。抽烟减寿？那好，减轻国家的养老负担。抽洋烟，不能说是崇洋媚外，这里面体现着纯粹的国际主义精神。"

“对个人来说抽烟是省钱的。一年不抽烟，省个大老犍。说的是一户人家，丈夫抽烟，妻子说抽烟花钱。为了让事实说话，每次丈夫买烟用多少钱她就在储钱罐里放上相等的钱，到年底一算，抽烟的钱够买一头公牛。在铁的事实面前，丈夫戒了烟。第二年，妻子也没再往储钱罐放钱。到了年终丈夫找妻子要戒烟省下的钱，妻子却拿不出来。第三年，丈夫又恢复了抽烟。至于当今抽名烟者，又有多少是自己掏腰包的?”

读者留心，他们侃归侃，据内幕新闻透露，也都制订了三五年戒烟规划。这不，今天的会上，办公室成为名副其实的无烟办公室。

（原载1994年4期《中国卫生界》）

戒烟歌

抽烟害处多，
你说归你说。
人人都抽烟，
税收翻一番。
烟是礼花弹，
交友不可断。
烟是机关炮，
办事很重要。
烟有尼古丁，
杀菌效果中。
饭后一支烟，
赛过活神仙。
吃酒又抽烟，
日子不一般。
高兴抽支烟，
喜气空中漫。
犯愁抽支烟，
愁在烟中散。
显得我有派，
中华随身带。
抽烟有嗜好，
外国名牌要。
一杯茶，
一支烟，

一张报纸看半天。
说有说，
笑有笑，
不会抽烟别瞎闹。
今日立下君子状，
开展戒烟人人倡。

（原载 2005 年《我在雪域》）

戒酒歌

酒是宝中宝，
人人离不了。
早晨可别喝，
上午有工作。
中午别喝醉，
下午要开会。
晚上别喝倒，
回家老婆吵。
工作犯了愁，
喝点二锅头。
日子过得苦，
也别断孔府。
事业不得意，
常喝红星御。
喝好就别喝，
酒鬼被人说。
喝酒别发疯，
酒徒坏名声。
喝后君子风，
酒圣是雅称。
多少也不倒，
酒仙蓬莱岛。
能喝八两喝半斤，
这样的朋友要小心。

能喝半斤喝八两，
这样的人才可培养。
能喝白酒喝红酒，
这样的朋友可别有。
能喝白酒喝啤酒，
还得小心做朋友。
人生难得几回醉，
酒肉朋友交不对。
既然朋友相处好，
喝不喝酒都不恼。

（原载2005年《我在雪域》）

不醉不散

故乡盛产美酒，故乡人也以热情好客，畅怀豪饮而闻名。常言说“无酒不成席”，又说“天下没有不散的宴席”，而宴席总是以客人醉酒而散的。如果主人没有把客人中某位代表灌醉，那算是陪客没有本事，吃酒的效果当然也差。离别故乡近30年了，这种陋习是否已改？友人告诉我，如今，客人来时索性拉着一辆平板车，车上放着一张席，问为何干，答曰：“把喝醉的人好装上车拉走。”当然，这是在农村，城市是有汽车的。

我国是举世公认的酿酒最早的国家，当然也是酒的消费大国，每年要喝掉一两个杭州西湖水一样多的酒。从一定意义上讲，酒在人们的生活中是欢乐的象征，感情的纽带和友谊的使者。君不见，即使是陌生的朋友到一起，三杯酒下肚俨然老友故交一般。

酒喝得多，酒文化也丰富多彩。根据喝酒人的酒量和品位，喝酒的人分别被分为酒鬼、酒徒、酒圣、酒仙不等。盛赞那些能喝酒的人为“久经（酒精）考验”，“泅不透的坯”。饮酒之花样也是层出不穷，诸如大啤酒杯中放入一小杯白酒，这叫喝一个潜水艇或深水炸弹；在啤酒杯中打入一个生鸡蛋，这叫喝旭日东升；还有如戏曲《白奶奶醉酒》中的白奶奶，每两个手指间夹起一杯酒，依次饮尽，这叫喝个“楼上楼”，以酒喝尽又点滴不洒为高手。

敬酒、劝酒也是一门艺术。古人对劝酒非常讲究，李白说：“人生得意须尽欢、莫使金樽空对月。”“呼儿将出换美酒，与尔同销万古愁。”王维则“劝君更尽一杯酒，西出阳关无故人。”而如今领导让手下人喝酒，手下人不敢不喝，朋友同事之间往往是敬就得喝，碰就要干，劝酒的话也让你听了不得不喝。“感情深、一口闷”，“宁伤身体，不伤感情”，“能喝白酒喝啤酒，这样的干部要调走；能喝啤酒喝饮料，这样的干部不能要；能喝半斤喝四两，这样的干部再培养；能喝四两喝半斤，这样的干部可放心”等。总之，喝酒是最能体现“先人后己”，“礼让三分”精神的。

明代医药学家李时珍在《本草纲目》中指出：酒，少饮则和血行气，壮神御寒，消愁遣兴；痛饮则伤神耗血，损胃亡精，生痰动火。”中医认为，酒性热，入心、肝二经，有畅通血脉、化瘀活血、祛风散寒、行药杀邪之功效，故称“酒为百药之长。”在很多种中药中，都用酒做药引或用酒送服，以帮助药力发挥。

适量饮酒对人体有益，能够引起兴奋，消除疲劳，使人忘却烦恼。但饮用过量或长期嗜酒成瘾则非常有害。酒的主要成份是酒精。当酒精进入身体后，随着血液循环，大脑及神经系统的功能将随血液中酒精浓度的变化，受到不同程度的抑制。当血液中的酒精浓度为0.1%时，人通常会失去自制能力；当达到0.2%时，人已烂醉如泥；当达到0.4%时，人就会失去知觉。专家研究证明：由于酒精的作用，它可以促使人体肾上腺皮质激素和儿茶酚分泌增多，酒精可以激动肾素—血管紧张素—醛固酮系统，其结果不仅使血管收缩，血压上升，同时还使水钠潴留，进一步使血压增高。酒精还能直接影响细胞膜的通透性和流动性。使细胞膜内外钠、钾离子失去平衡，细胞内游离钙浓度增高，致使外周血管阻力增加，这也是血压增高的一个因素。

长期过度饮酒，还会使得传染病的危险性明显增加。由于酒精破坏了人体制造血液淋巴细胞的淋巴系统，甚至直接抑制淋巴细胞的产生，人特别容易患肺炎、肺结核和肝炎。酒精可以通过心率加快、心律失常造成心脏病人猝死；可以促使甘油三脂升高，造成脂肪肝，加重营养不良，导致肝硬化、脑萎缩和患癌危险性增大。

知道了酒的这些危害，在酒桌上我们真的不要不醉不散，而应当适量饮酒，好聚好散，崇尚健康、文明的酒风。

（原载2002年10月19日《健康报》）

刘秀与家乡的乌珠酒

最近，回到故乡豫东，见家乡人都爱饮自己酿制的乌珠酒。

乌珠酒是由黑谷和黑茨河水采用民间传统工艺与现代科学方法酿制而成的一种低度保健型饮料酒。黑谷是一种稀有谷物，粒粒发亮，灿若珍珠，故名“乌珠”，酒亦由此得名。黑茨河是黄河的支流，流经豫东，因河床泥土漆黑如墨，坚硬如大理石，河水就格外清冽且甘甜爽口。据营养学家测定，乌珠酒富含使人延年益寿的 8 种氨基酸、维生素、铁、钙等，味纯、口感柔和，常饮能养生滋补，对于由风湿及受凉引起的关节炎、气管炎、四肢麻木、腹疼等有明显疗效。特别是妇女产后腹疼，加红糖温饮，效果更好。

故乡人有滋有味的饮乌珠酒时，还绘声绘色地讲述刘秀与乌珠酒的故事。追溯乌珠酒的历史，可以说源远流长。西汉末年，汉室后裔刘秀被王莽追杀，一路奔波，受尽风寒，忧劳成疾。行至一村庄，忽然四肢麻木，腹疼难忍，恰遇一造酒老翁，献上乌珠酒两碗。刘秀大口饮下，顿觉一股热气回荡于肺腑之间，继而精神大振，筋骨舒展。后面追兵将至，刘秀面谢老翁，跃马登程。南行一里许，大汗淋漓，宽衣松带，已康复矣。后来刘秀击败王莽，建立东汉王朝，做了皇帝，封乌珠酒为“御神酒”。

（原载 1995 年 10 月 13 日《北京日报》）

为“小药箱”加把锁

古希腊有个神话。宙斯得知普罗米修斯把天上的火种偷给了人类，怒不可遏，决定惩罚人类。他下令将女人潘多拉送到人间，并让她随身携带一只密封的盒子作为嫁妆。好奇的潘多拉打开了盒子，于是各种恶习、灾难和疾病立即从里面飞出来。盒子里只剩下惟一美好的东西：希望。但希望还没来得及飞出来，潘多拉就将盒子永远地关上了。

这个故事不由不使我想起不少人在家里备的那个“小药箱”。有个头痛脑热什么的，打开来，自己就解决了。

这样做也是因为一些人到医院看病发怵，挂号、候诊、检查、取药一次次排队不说，三言两语打发走，花钱买气受也是常有的事。但是这种做法虽然免去了劳顿之苦，安全隐患也很多。譬如，您是否做到了对症下药，您家的药是否已经过期，服用的药物之间有没有配伍禁忌？君不见，近年来，药物引起的不良反应事件和悲剧屡屡发生，我们切不可有病乱投医、乱服药。《做自己的医生》一书，将就医技巧、合理用药的许多新知识娓娓道来，您看后就如同在“小药箱”上加了一把保险锁，大有裨益。

该书还讲述了心理健康和性健康的新观点，这正是以往最容易被遗忘的角落。当你沿着“读懂我们自己”和“‘性’福需要知识”看下去，翻阅怎样走出孤独、宣泄适度，以及如何提高性趣、享受性爱的短文，您会在不知不觉间获取开启健康之门的钥匙。

（原载 2006 年《做自己的医生》）

饮水与健康

水是生命的摇篮，是人体最丰富最必需的组成部分。在人体里，新生儿水占 80%，婴幼儿水占 70%，学龄儿童水占 65%，成人水占 60%。水对人体的作用，就象空气调节器和能溶剂一样，对机体具有系统的生理功效。如营养和氧供应，废物和毒物的排泄，体温的调节，血液循环，关节的润滑等。所以说，水对生命活动比蛋白质、脂肪、糖、维生素和矿物质更重要。一个人离开了水活不过七昼夜，而如果有水而没有食物可以生存 40 天甚至更长的时间。缺水会影响人体分泌体液和激素，循环血量减少，血压下降，肝脏不能正常地进行代谢和解毒活动，毒物将在人体内储留，肾脏不能正常地发挥泌尿功能，出现尿毒症，体温升高，引起大脑功能障碍，出现惊厥、昏迷、甚至死亡。人体需要的水从哪里来？一部分来自饮水。正常成人每天需喝水 1500～2000 毫升，以补充体液的消耗。人类最早饮用的是来自大自然的水即江河水、雨雪水。随着社会的文明和发展，逐步饮用过滤水、消毒水和经过净化的自来水。可是，由于现代工业的迅速发展，水源污染的程度与时俱增，细菌（病菌）、农药、氯化物、清洁剂、无机溶解物等不同程度地影响着人类的健康。人类对饮用水的认识越来越深刻，也越来越重视饮用水的卫生和质量。一些比较发达的国家和地区，已经把生活用水和饮用水区分开，比如把自来水作为生活用水，把经过特殊处理的水作为饮用水，不断提高饮用水质量。

目前，人类饮水已发展到第四代产品，从煮沸消毒、半路上泡茶叶、咖啡到碳酸类饮料到矿泉水，虽然不同程度的提高了饮水质量，却又不同程度地产生了副作用。如：有的饮品质量标准不好掌握，劣质产品泛滥；灭菌却不能除去有害物质，有害物质含量高于规定值数百倍；碳酸类饮料刺激胃黏膜，影响人的食欲消化和营养吸收。最近去S省出差，打开自来水龙头就闻到一股恶臭味，足见饮水卫生的质量很难保证。

人类需要新的健康饮品，于是第四代饮水诞生了。第四代饮水被称为“太空水”，又叫“上帝之水”。它是运用逆渗透技术处理产生的水。这种水最早是供给航天飞机上宇航员的饮水，所以叫“太空水”。现在是奥运会的指定饮水。逆渗透技术是利用半透膜在高压情况下，使水由高浓度一方渗透到较低浓度一方，使溶于水中的杂质、有机物、微生物被孔径仅为大肠杆菌五千分之一左右的薄膜阻隔，这样就除掉了水中的各种污染物和对人体有害的重金属离子，可以使人免除水污染的危害。同时保留了极微量的矿物质离子和丰富的水中活性氧，口感极好，味道清甜，饮用后可以迅速将人体内有毒物质溶解并排除体外。由于太空水具有以上优点，可以生饮，是理想的生饮水。如果用太空水冲茶格外醇香，煮米则又白又香。

（原载1995年11月30日《人民卫生报》）

为健康系上安全带

有一年的高考作文，出了这样一个题目：一个年轻人在漫长的人生路上跋涉，到了一个渡口时，他已经拥有了七个背囊："健康"、"美貌"、"诚信"、"机敏"、"才学"、"金钱"、"荣誉"。渡船开出不久，便风起浪涌，险象环生。艄公说："船小负载重，客官须丢弃一个背囊方可渡过难关。"看年轻人哪一样都舍不得丢，艄公又说："有弃有取，有失有得。"年轻人思索了一会儿，把"诚信"抛进了水里。考题要求考生以"诚信"为题写一篇文章。

假如重新设定，那个年轻人丢掉的不是"诚信"，而是"健康"，那么这篇文章该如何做？依笔者看，只要拥有健康，其它六个背囊丢弃后，都可能失而复得。因为没有了健康，人的美貌、诚信、机敏、才学、金钱、荣誉等都将化为泡影。健康是"1"，其他则是"1"后面的"0"。所以说，健康不能给人一切，但没有健康会失去一切。世界卫生组织提出，21世纪，人类应该明白，不应死于愚昧无知。

值此《健康报》75年社庆之际，深受读者喜爱的《健康报》子报——《健康文摘报》，也迎来了15年华诞。我们将其中的精品汇集成两本书，作为健康指南呈上。《家庭保健点点通》如同在您人生快车的健康坐椅上加了一根生命安全带，真心希望更多的朋友早日拥有。

（原载2006年《与健康零距离》）

下海去，潇洒游一回

游泳，特别是到大海游泳，能锻炼人的意志，培养人的勇敢精神，增强体质，有益健康，越来越受到人们的青睐。但是，游泳时如不注意卫生和安全，会发生意外或感染上疾病。在海水里游泳，应重视以下几点安全和卫生知识：

一、到指定的浴场和游泳区游泳 指定的浴场和游泳区沙细底平水缓，风浪不大，水草少，浅水区宽阔，又有防鲨网。在这样安全措施好的游泳区才能保证安全。

二、患有下列疾病未治愈的人不要下水 病毒性肝炎、活动性肺结核、红眼病、中耳炎、腹泻病、心脏病等。这些病人不仅污染海水、传播疾病，而且也有害自身身体健康，甚至给自己的生命带来危险。经期妇女也不应游泳。

三、下水前要充分活动 下水前要活动好全身各个关节，增强肌肉的力量和弹性。下水时要先用水洗脸、头、胸、背、四肢，使身体适应冷水刺激，再进入水中。

四、饭后不要马上下海 因为游泳可使充满食物的胃肠受到较大震动，改变胃肠正常的蠕动规律，引起腹痛。如果饭后下海游泳，切忌吃得过饱、饮水过多。游泳时发生腹痛，应立刻上岸，用手压疼痛部位，作多次深呼吸，疼痛就会逐渐消失。空腹、剧烈运动后也不宜马上游泳。

五、学会发生抽筋自我救护 发生抽筋后，要保持镇静，尽快地上岸。如果手抽筋，可握紧拳头，再用力把手指拉开扳直。小腿出现抽筋，要先吸一口气，仰浮在水面上，弯曲大腿与上身成直角，并把膝关节也弯曲起来，用力使小腿贴在大腿上来回震颤几下，然后把腿伸直。反复活动，直到恢复正常为止。

六、防止呛水　一旦发生呛水不要惊慌失措，只要沉着冷静，在水面上闭气静卧片刻，把头抬出水面，调整呼吸动作，很快就能恢复。

七、游泳后的卫生要求　游泳上岸后，切忌在烈日下暴晒，以免损伤皮肤。海水含盐度高，又腥又脏，游泳后要及时用清水冲洗全身，并漱口，以免感染病菌、病毒。如果耳中进水，不要用发卡、手指去挖，以免刺激外耳道和鼓膜。如右（左）耳进水可把头向右（左）侧歪，左（右）手塞住左（右）耳，用右（左）脚单跳几下，就能使水流出来。

（原载 1995 年 8 月 4 日《北京日报》）

家装污染：我们可以说不

我们知道，城镇居民一生中的大多数时间都是在室内：上学在教室里，上班呆在办公室，放学或是下班则在家里，偶尔娱乐也是在K厅度过。但许多人不会知道，不管是装修豪华的居室与办公室，还是简单的教室，都难免被各种装修物资所污染，世界卫生组织数据表明：全球近一半的人处于室内空气污染中，室内环境污染已经引起1/3的呼吸道系统疾病，包括气管炎、支气管炎和肺癌，全世界每年有10万人因为室内空气污染而死于哮喘病。

而这些室内环境污染，相当部分是由于装修不当造成的。您或许也正因为自己家里刚置办的那套家具或是装修用板材不停地释放刺激眼睛与鼻子的“毒气”而“一把鼻涕一把泪”。毕竟，多种人造板材、胶粘剂、墙纸等都含有甲醛、氨等有害物质，这些“祸根”，会长时期地损害人们的健康。

如何避免装修污染呢？首先一点，尽量选用合格的绿色建材，不贪图一时便宜，严防污染进家门；其次，当您在未察觉的情况下，被不合格的装修材料溜进家门时，则应积极主动地学习并采取有效的室内污染治理技术，减轻污染对健康的危害。在此针对甲醛、苯、氨等几种主要的室内污染物，与读者探讨一些治理之道。

甲醛：甲醛是对皮肤和黏膜具有强烈刺激作用的气体，能引起视力和视网膜损害。长期接触甲醛可出现记忆力减退、嗜睡等神经衰弱症状；此外还可引起呼吸道强烈刺激，引起咳嗽与呼吸困难。

甲醛在室内主要来源于装修和家具所用的人造板和各种粘

合涂料。故当您装修房间时，最好选用低甲醛含量或不含甲醛的板材。在装修时，找信得过的装修队伍，要求装修人员在使用人造板时，人造板的每一个锯口都要涂上绿色涂料，或在板的表面涂刷可与甲醛进行反应的油漆，以形成保护层，防止板材内的甲醛挥发出来。装修完毕后，不宜立即入住，应开窗或使用排气扇通风，以加速挥发出来的甲醛排到室外。在此提醒您，由于甲醛具有很强的水溶性，如果室内潮湿，湿度大，则甲醛溶于水雾中，滞留室内难以排出；若室内干燥，则甲醛容易向室外排出。故应尽量保持室内干燥通风。

养成良好的生活习惯，搞好室内绿化，也有利于减少室内甲醛污染。要知道，除了装修会带来甲醛污染外，您生火做饭时燃烧煤或煤气、抽烟时烟叶的不完全燃烧，也会产生甲醛。因此，良好的生活习惯还应包括做饭时开抽油烟机，不要在室内吸烟，有人在家时，不要紧闭门窗等。至于绿化，告诉您一个小秘密：在室内放几盆吊兰或是芦荟，可吸收甲醛，降低室内甲醛的浓度。

苯：苯对中枢神经系统、造血系统有危害，可刺激呼吸系统，导致白血病等癌症。在危害人类健康方面，苯及其家族成员甲苯、二甲苯等罪大恶极。

苯可用于建筑装修材料及人造板家具、沙发的粘合剂，以及室内木器的涂料。故在装修时，应购买合格的木器涂料，新装修住房后，不宜立即入住，而是应保持通风。建筑产品和家具中的苯释放会随着室内的温度增加而增加；室内干燥时，苯、甲苯等释放量也增加，故夏天室内尤其要注意通风。待室内异味消失后或专业的检测机构检测合格后入住。在此告诉您一个小诀窍，在室内种植常青藤或菊花，能吸收空气中大部分的苯。

上面提到吸烟及做饭烧燃料会产生甲醛，其实它们也是室内苯污染的重要来源，在此再次强调室内禁烟及生火做饭时一定要注意通风及使用抽油烟机，关火后也不要急着同时关掉抽油烟机，最好让抽油烟机继续工作十分钟。

氨：氨是一种无色而有强烈刺激气味的气体。对接触的皮肤组织有腐蚀和刺激作用，可导致流泪、咽痛、声音嘶哑、咳嗽，减弱人体对疾病的抵抗力，甚至引起心脏停搏和呼吸停止。

装修带来的氨污染，主要来自于所用的木制板材，这些板材在加工过程中使用的大量粘合剂，在室温下易释放出氨，持续危害人健康。此外，家具涂饰时所用的添加剂与增白剂，含有大量的氨水，在室温下释放出氨气，也会在短期内造成室内氨污染。

防范室内氨污染，房屋的使用者应做的是装修时减少采用人工合成板材，如胶合板、纤维板等，选用无害化材料，特别是涂料，如油漆、墙面涂料、粘合剂应选用低毒型；入住前要充分通风换气，可使用风机，以增加换气效率。有条件者，可请专业人员，利用光催化技术净化室内空气。如将二氧化钛附在建筑材料、室内装修用板材及家具表面，再用太阳光或照明灯照射，不但可消除室内包括氨在内的多种有害气体成分，还可杀菌与除臭呢。

小知识：花草，监控污染的卫兵。

在室内摆些盆景，既美化居室，又能帮您监督或清除室内污染。此方法简便，而且价廉。秋海棠，可监测二氧化硫，当一盆艳嫩鲜活的秋海棠放进室内几天后便出现坏死小斑，叶子变成白色或淡黄色，说明室内二氧化硫污染严重；牡丹，可监测臭氧，在被臭氧污染的居室，牡丹很快可出现下陷的不规则红棕色小点或白色小斑。龟背竹有很强的二氧化碳吸收能力；月季可吸收硫化氢；吊兰及芦荟可吸收甲醛；七里香可吸收光化学烟雾；菊花与常青藤可吸收苯挥发气体；玉兰可降低空气中的汞含量等。

相关链接：3.15室内环境特别警示

据中国室内装饰协会室内环境监测工作委员会警示：根据国家《室内空气质量》和《民用建筑室内环境污染控制规范》的标准抽检结果显示，甲醛超标的占60%。其来源有四方面：一、来自于用作室内装饰的胶合板、细木工板、中密度纤维板和刨花板等人造板材；二、来自于室内家具。包括人造板家具、布艺家具、厨房家具；三、其他装饰材料，如不合格的白乳胶和涂料；四、来自于室内装饰纺织品、包括床上用品、墙布、墙纸、地毯和窗帘。

防治甲醛污染要把握三个环节：一是在装饰和装修的设计上要注意室内环境因素，合理搭配装饰材料。二是在施工工艺上尽量选用无毒、少毒、无污染、少污染的施工工艺。三是要严格按照国家标准选用合格的室内装饰装修材料。

甲醛的治理：一是装修时要使用有效降低人造板中的游离甲醛；二是使用对室内甲醛等污染物质有一定吸附作用的空气净化器；三是利用植物进行净化，可在室内种植吊兰、芦荟、绿萝等植物。

（原载2006年2月16日《保健时报》）

宠狗慎防狂犬病

我国农历丙戌年即狗年。于是，狗的话题又成为大家的热门话题。特别是随着人民生活水平的不断提高，人口老龄化的出现，人们工作压力的增大和人与人之间交往、沟通方式的改变，养狗或养其他小动物已成为许多老年人、青年人乃至儿童的爱好。这些动物与人一起生活、游玩嬉戏，甚至同床共眠。在一些城市出现了宠狗养狗热。据媒体报道，北京市的家养宠物和流浪猫狗约有200万只，每天产生的狗粪就达40吨。可见宠物的队伍是多么庞大。这样就势必使人们感染狂犬病的机率大大增加。

狂犬病是由狂犬病毒引起的一种人畜共患的急性传染病。是人类所知的最古老的疾病之一。狗、猫、猪、马、牛及野生动物都可能成为传染源。除了被咬伤，人与带病毒的动物接触也可能感染狂犬病。

感染了狂犬病的人开始是发烧并感觉到有异样，很快会感到肌肉强烈地收缩在一起。当患者想喝水的时候，他嘴上的肌肉和喉咙开始发紧，像是痉挛。肌肉痉挛的原因是由于神经系统的病变。所以过去把狂犬病误称为“恐水症”。病人怕风、兴奋而致狂暴和意识丧失，最后全身麻痹而死。狂犬病的死亡率极高，据2005年《中国卫生年鉴》公布的统计资料显示，我国2004年狂犬病的发病率是上一个狗年前夕的1993年的2.24倍，其死亡率是100%（1993年的死亡率为99.224%）。

狂犬病毒能感染所有的温血动物,而人是最易受到感染的。当人被带有狂犬病毒的狗或其他动物咬伤以后,病毒就会从伤口进入人体。因此,养狗宠狗一定要重视防治狂犬病。主要注重抓好四个环节：

1. 加强犬的管理。我国是世界上少有的禁止养犬的国家之一。尽管各地都出台了有关养犬管理的规定，但是，有的需要进一步完善，有的是需要抓好贯彻落实。比如，规定养狗必须登记，必须定期接种疫苗，遛狗必须拴绳牵引、防止乱窜伤人等。但在实际工作中不可避免会有“漏网之鱼”，且比例又非常大。加强宣传教育，提高人们对防治狂犬病的认识，严格执法，杜绝非法养犬，以减少狂犬病带给本人和社会的危害，是我们做好狂犬病防治工作的重要内容。

2. 坚持预防为主。患有狂犬病的狗通常有 4 至 6 个星期的潜伏期，潜伏期一过便开始发病。其特征是，开始时显得很安静，发烧，不想吃食，接着就变得兴奋、骚动起来，口里流着有泡沫的唾液。它嗥叫、咆哮、狂咬，3～5 天内就会死亡。因此，对病犬要及早捕获，隔离观察。捕杀的病犬严禁食用，要深埋或焚烧处理。对无病家犬一定要做到定期接种疫苗。

3. 迅速处理伤口。被疯狗或可疑的疯狗咬伤后，应立即挤压伤口周围使伤口出血，并用大量的 20% 的肥皂水或清水冲洗伤口半小时以上。冲洗后涂抹烧酒或 70% 的酒精。用大些的火罐拔毒，可以把局部的毒血拔出。要把较深的伤口污物冲洗干净，3 日内不要包扎，不要缝合。要立即向当地卫生防疫部门报告，尽可能在防疫人员指导下处理伤口。

4. 注射狂犬病疫苗。被狗咬伤的病人，不管是不是疯狗，都应立即注射狂犬病疫苗。由于人被咬伤的部位、深浅不同，一般是在两个月左右发病。最短的也有 10 天左右发病的，而最长的有可能潜伏 10 年左右才发病。如果等到病症发作以后再进行治疗，几乎没有抢救治愈的可能。所以，注射狂犬病疫苗能够起到积极的预防作用。

据悉，近日，北京市卫生局公布了首批 45 家“狂犬病免疫预防门诊”名单，这些门诊实行 24 小时接诊制度。如在北京市发生被动物咬伤的情况，一定要及时就近救治。

（原载 1994 年 3 月 14 日《中国电视报》、2006 年 3 月 2 日《保健时报》）

河豚鱼的悲哀

江南小镇，华灯初放，细雨蒙蒙。好客的主人兴奋地说：“美食苑刚刚进来几筐河豚，今晚请你们去尝鲜。”看着我们犹豫的样子，他又接着道：“吃河豚是有讲究的，先由厨师和主人试吃，没事了才敢让客人品尝，绝对安全。”尽管如此我们还是婉言谢绝了主人的盛情，可是有关河豚的故事却引发我浓厚的兴趣。

河豚鱼的肉十分鲜美，但它的组织内含有剧毒。我国古代就有食河豚鱼中毒的记载。食河豚鱼中毒主要是由河豚鱼毒素和河豚酸引起的。毒素以卵巢、肝脏、卵子最强，血液、皮肤、睾丸、豚骨有微毒，但肌肉无毒。据科学家研究，人吃入河豚鱼肝 2 钱，就能中毒死亡。

食河豚中毒，一般是在吃河豚鱼 30 分钟至 3 小时内出现中毒症状，首先是上腹部不舒服，继则呕吐、面色潮红、上睑下垂，瞳孔先缩小后放大，四肢无力、发冷，口唇、指尖等处麻痹，继而不能行动，全身麻痹，舌头变硬，血压、体温下降，呼吸苦难，最后昏迷死亡。

河豚鱼因自身含剧毒，在某种程度是可以保护自己，但为了那鲜美的鱼肉味道，食客们还是“拼死吃河豚”，使河豚难逃屠戮厄运。我们赞扬“拼死吃河豚”的勇敢者，他们就如同第一个吃螃蟹的人。而对于多数人来说，则要防止误食河豚中毒。

河豚鱼肚子特别肥大，呈圆锤形或卵圆形，有气囊，能吸气膨胀。河豚游动时习惯于勇往直前，从不迂回或后退。当它一头撞在鱼网上时，就生气，一生气，肚子鼓得又圆又大，生着气还是往前冲，结果把自己死死地卡在网上。渔民正是利用河豚鱼的这一特点，张网以待，不怕上网的鱼再跑掉，常常手到擒来，收获颇丰。河豚虽有毒，全身是宝。河豚鱼的卵巢可制河豚毒，供医药用，皮可制鱼皮胶，肝可提取河豚肝油，精巢可制鱼精蛋白，骨可制鱼粉。

在现实生活中，不乏聪明的渔民、勇敢的食客和像河豚那样的人。对于渔民和食客别人不说三道四，而对具有河豚性格的人倒可以提醒几句。“河豚人”的特点，不仅不利于自身的健康，更不利于在社会环境中生存。所以，“河豚人”只有克服自身的弱点，才能不被“渔民”和“食客”所利用。

（原载 2000 年 8 期《中国卫生》）

腐败的“五官”

曾听过相声段子《五官争功》，说的是舌、目、耳、鼻、口五器官，各自强调自己的重要性，而瞧不起别的人，借以教育人们团结起来，互相支持，发挥好集体的力量和 作用。在当前开展的反腐败斗争中，充分认识“五官”的腐败，对于提高反腐败斗争的自觉性，也有其重要的现实意义。且看“五官”腐败的种种表现：

舌 人的舌是辨别滋味，帮助咀嚼、发音的器官。舌在辨别香、甜、苦、酸、辣诸味之后，喜欢拨弄是非，挑拨离间，浑水摸鱼。为一己之私利，可以鼓动三寸不烂之舌，到处游说。讲其大道理，提起开展反腐败斗争之重要性常常是说得舌干唇燥，就是不联系实际，不动真格的。对上阿谀奉承，正如一幅对联：阿谀可谓甜言行贿，奉承堪称蜜语投资，横批是：全是舌头功夫。

目 人的眼睛是视觉器官。看问题以偏概全、睁只眼闭只眼、遇到矛盾绕着走；势利眼，对上趋炎附势，看眼色行事；对不正之风、腐败现象熟视无睹。对下给白眼，目使颐令耍态度，对群众的疾苦视而不见。目光短浅，目空一切，骄傲自大。讲学习不读马列，不看书报，热衷于黄色书刊影视之类的低级趣味，一味猎奇和寻求刺激。生活不检点，甚至胡作非为，目无法纪。

耳 人的耳是听觉器官。用公款安装电话，配备 BP 机、大哥大。喜听恭维话、表扬话，就是听不进逆耳忠言。人民群众的呼声充耳不闻，党中央、国务院三令五申的法纪装聋作哑，当耳边风。偏爱听靡靡之音。在大是大非面前而软心活，枕边风吹得原则无影无踪。

鼻　人的鼻子是嗅觉器官，也是呼吸的孔道。鼻梁隆起，两个窟窿朝下，应该本本分分，一些人偏爱闻香逐臭，有时候还香臭不分。深入基层，深入农村，只知五谷香，不知大粪臭，遇到脏、乱、差，常常掩鼻而过。在现代大都市里尽情享受荣华富贵，又常常为污染而苦恼，时不时光顾氧吧，“候鸟”一样用公款游山玩水，借以呼吸新鲜空气。

口　人的口是吃东西、说话的器官。腐败的嘴刮起吃喝风，吃的是山珍海味，喝的是琼浆玉液。以致“口中没有味，开个现场会”，“要想解解馋，组织检查团”，“干部下了乡，鸡鸭全遭殃”；酒足饭饱后，又抽极品烟，甚至吸毒。讲起话来，自吹自擂，夸夸其谈；对上甜言蜜语，花言巧语；对群众吹胡子瞪眼，信口开河；对知己，无话不谈，常常使党和组织的机密不胫而走；嫉妒同事，当面不说，背后乱说，出口伤人，制造谣言。

中医认为，五官分属五脏。舌为心之苗，鼻为肺之叶，目为肝之花，耳为肾之蕾，口为脾之窗。五脏与五官有其内在联系，观五官可知五脏之病变。如此说来，五官之腐败则源于五脏，而五脏之腐败又是何因？归根结底，毛病出在人的思想根源上，一些共产党员、党的领导干部，忘记了江泽民总书记提出的讲学习、讲政治、讲正气的号召，丢掉了全心全意为人民服务的宗旨，丢掉了无产阶级和劳动人民的本色。因此，开展反腐败斗争既要从法律制度上堵塞漏洞，把好“五官”，又要加强思想政治教育，以增强反腐败斗争的主动性和自觉性。

（原载 1999 年 7 期《中国卫生人才》）

请不要撩动我的秀发

我和兰是同窗好友，如今又在一家公司工作。中学时，她就有着一幅美丽如瀑的秀发，不仅讨得同性的羡慕嫉妒，更得到异性的赞扬和追宠。而我则是一头稀疏泛黄的头发，背地里被学友们叫着“黄毛丫头”。我们俩可以说事业有成，如今都做了部门的主管。然而，我们在个人问题上却都栽了大跟头。兰三次离异，四次结婚，如今对老公的能力仍然不满意，看来裂痕还越来越明显。我呢？压根儿对结婚成家就没有兴趣，履行一次人生手续，如今是“快乐的单身女”。同事们说什么的都有，有说我们事业心太强的，有说我们心高太挑剔的，也有骂我们有“病”的。我最近读了一些医学书籍，才知道，这头发和性竟有着密切的关系。《性心理学》一书中说，“头发的诱惑力极大，它与性选择的视、听、嗅、触四觉，全有关系。”原来，内行人早就从头发上看出了我们的秘密，难怪乎古人将它喻为“三千烦恼丝”。看来我们是真的有“病”。

我和兰亲如姐妹，怎么闹一般也不会翻脸。忆起同窗读书时，一次，我们在嬉戏中，我无意扯了她那乌亮的长发，她不仅痛哭了一下午，而且还好几天没有理我。现在我才明白，那次对她的伤害是太大了。

头发是人的外貌的组成部分，起着保护头皮和头颅的生理作用。头发又是人类第二性征的标志之一。它所张扬的秀丽、优雅、柔和、妩媚的女性美，及浓密、豪放、潇洒、倜傥的阳刚气，都是对人类性爱文化内涵的揭示。一头亮丽乌黑的头发，是健康，更是精神焕发、魅力无限的表现。在许多情况下，人们的头发比眼睛更是性的“心灵之窗”。在动物世界中，雄性的灵长目动物，常展示自己的“头发”，显示自己的凶猛、力量和进攻，用以威吓敌人。在人类社会中，头发是惟一可以在公共场所炫耀的性的特征。在一定的社会里，人们对发式发型的态度，反映着他对生活的态度，当然也包括对性的态度。做什么发型、如何理发、如何护理，以及如何表现头发，都是在以不同的方式向外界表明对性的态度。世界著名的毛发专家菲利普·金斯列认为，无论是同性或异性，亲吻头发、爱抚头发、玩弄头发，不讲是有意识或无意识，都是与性行为有关的表现。

头发款式反映着性抑制或性自由的程度。罗马天主教徒在进入教堂时，要把头发遮隐起来。正教徒的犹太妇女和穆斯林妇女在公共场所都要把头发遮盖起来。穆斯林妇女的头发只有自己的丈夫有权利看。在有些社会中，把头发隐藏起来或剃光则象征着禁欲，或是受刑罚的标志。如僧侣、尼姑、囚犯和有些国家的士兵就是这样。剃光头就是禁欲或被剥夺性活动的标志。

头发还是爱情的信物。古时候，姑娘如果将装有自己发丝的纪念盒送给意中人时，无疑是把她的情感乃至灵魂全部交托给意中人。古典戏曲中常有以剪发作为山盟海誓、信誓旦旦的描述，且以“结发为夫妻，恩爱两不疑”为归宿。

正因为头发是雄壮魅力和力量的象征，所以，脱发、秃发、秃顶则更偏爱男性。很多人认为，头发变秃不但意味着精神的衰退、老年和死亡的来临，还暗示着放弃性生活的无奈。现代医学研究证明，男子 40 岁正是性转折时期，男子的性能力在 20～30 岁时最旺盛，性欲最强，性兴奋来得快，性感受能力强，性高潮后性兴奋容易重新唤起。但到了 40 岁，其性能力就会走下坡路。与此同时，产生的性快感也会随之降低，这时性兴趣自然也会从顶峰状态渐渐衰落下来。这与男性的脱发正是相一致的。脱发的原因很多，除遗传、疾病、用药不当等因素外，还有社会竞争的压力、精神的持续焦虑和紧张等原因。调查表明，男性脱发的低龄化与男性性功能减退的低龄化相吻合。60%的男性在25岁前开始脱发，在30岁前开始脱发的比例近84%。

为了保护头发，不少人不惜重金购买洗发用品、药品和保健品。随着人们生活水平的提高，更加重视自己头发的装饰，甚至佩戴假发以遮掩自己的美中不足。所以，一些假发店如雨后春笋般应运而生，且门庭若市，生意兴隆。如此，头发与性与健康有着那么密不可分的关系，我们真的应该以双倍的努力保护好自己的头发。

医学科学研究表明，美丽的长发影响人的智力。人的头发里含有几十种人体必需的营养成分，如铁、锌、碘以及各种维生素等。可以从一根头发中测试出血型，化验出血液的各项指标。如果人体供给头发的营养不足，头发的发质就会枯萎，甚至脱落。头发每时每刻都在生长，都在消耗人体大量的营养，日积月累，被头发消耗掉的营养难以计算。如果人体供给头部的营养过多地被头发吸收，脑部的营养就会相应减少。长此下去，就会使脑部营养缺乏，出现头晕等症状，并且影响到人的智力发展。所以，无论男士还是女士是否要留长发，应该三思而行。

（原载2006年13期《瑞音》）

关于“爱”与“性”的讨论

××：

读了你的《我要爱，不要性》一文（《家庭医生》1996 年第 11 期），我羡慕你的崇高追求，同时也为你至今没能觅到知音深表同情。于是，我以一个大姐姐的身份，一个过来人和你说几句心里话。

你写到：“我向往的男女之爱，是心灵相通，思想上有共鸣，生活中有无微不至的关怀，是彼此的奉献，而不是利己的享受”，概括而言，就是追求“精神的爱”。理论上讲，你的境界和追求是无可非议的。可是，在实践中，你却误入了歧途。你写道：大约 10 年的时间里，几乎每周会见一位男子。照此算来，10 年里你大约与 500 多位男子相会，这么多男子“很肤浅，没有才华，没有风度，他们不是像看商品那样打量我的外表，就是像问价钱那样问我的工作情况和家庭情况”。所以，你“回绝了最后一个约会过的男子，过起了独身生活”。

要知道，爱情的基础是感情，没有感情的交流就谈不上爱情的萌生。精神的爱必须有物质的情为基础（这里主要指实践、接触，而不仅仅指性爱）。如果男女间不是青梅竹马，两小无猜的邻友，亦不是朝夕相濡，患难与共的同事，而是萍水相逢的路人，相互之间知之甚少，那么，要相互了解就难免从工作、家庭或过去、现在和未来谈起。是的，吴晗爱袁震，白郎宁爱巴莱特，可那是他们在相互了解的基础上才产生了高尚的爱情。“一见钟情”毕竟是少数，大多是艺术化了的恋爱婚姻的海市蜃楼。如果有一个你一无所知的男人狂热地追逐你，我想你也不会向他抛出红绣球。

爱不是索取、获得，而是给予、奉献。两性之爱也是如此。我们能向异性奉献什么呢？如果我们是美丽的鲜花，去给男人装饰书台，带给他缕缕温馨；如果我们是漂亮的模特，愿摆进明亮的橱窗，带给男人美的欣赏；如果我们有才华，有钱，去辅助心爱的人成就伟大的事业。女人是人，男人也是人，我们总不能像月中的嫦娥，神话中的仙女让男人可望不可及地敬着我们，思念着我们。如此，又何谈感情，何谈爱情。

有句形容美满婚姻的词叫“百里挑一”，而你500里竟没有挑出个“一”，看来，你要多从主观上找原因。恕姐姐直言，打开你的心灵之窗，敞开你的博大胸怀，勇敢地拥抱与你相爱的男人吧！

（原载1997年第2期《家庭医生》）

四

走近花草木　了解中医药

中药名词联撷趣

在丰富多彩的中药宝库里，中药名含意深远，并有悠深的寓意，给人以闲情逸致。现将收集到的部分中药药名联和药名词辑录如下，与读者共赏。

当归方寸地；独活世人间。

海龙海马通四海；红花红藤映山红。

琥珀青黛将军府；玉竹重楼国老家。

金钗布裙过半夏；栀子轻粉迎天冬。

红娘合欢一见喜；紫菀迎春广木香。

刘寄奴含笑望春花；徐长卿砒霜采腊梅。

霞天彩云千里光；仙鹤太子万年青。

四君子讲八法降乌贼不用大戟；两仙膏话四珍伏海龙专使虎杖。

红娘子、插金簪，将军一见喜；白头翁、服丹砂，常山万年青。

想当年，辞知母，别莲子，走了几个月季，过了多少生地，到了沙苑，一路斩荆芥，披蒺藜，满道桔梗；

到如今，心甘遂，酬远志，经历千离百合，赢来万家合欢，又茴香里，半途中赏红花，走熟地，路路皆通。

山路风来草木香，雨余凉意到胡床。泉石膏肓吾已甚，多病，提防风月费篇章。孤负寻常山简醉，独自，故应知子草玄忙。湖海早知身汗浸，谁伴？只甘松竹共凄凉。

云母屏开，珍珠帘闭，防风吹散沉香，离情抑郁，金缕织硫磺。柏影桂枝交映，从容起，弄水银堂。惊过半夏，凉透薄荷裳。一钩藤上月，寻常山夜，梦宿沙场。早已轻粉黛，独活空房。欲续断弦未得，乌头白，最苦参商，当归也！茱萸熟，地老菊花黄。

槟榔一去，已历半夏，岂不当归也。谁使君子，寄奴缠绕他枝，令故园芍药花无主矣。妻叩视天南星，下视忍冬藤，盼来了白芨书，茹不尽黄连苦。豆蔻不消心中恨，丁香空结雨中愁。人生三七过，看风吹西河柳，盼将军益母。

（原载 2003 年《我在高原》）

竹颂

竹干直中空，不畏霜雪，不娇不艳，不媚不俗，且一腔虚心，似人的正直谦虚，一身正气，最富有献身精神，历来为人们所喜爱。我国最早的诗歌总集《诗经》就有关于竹的描写，“风来自成清籁，雨打更发幽音”。

江南三月，莺飞草长，竹笋破土而出，稚嫩的茎泛着青白的绿，宛如喷出一层白粉，使这绿更加鲜亮。“竹外桃花三两枝，春江水暖鸭先知”，多么充满诗情画意。初春的江水碧绿如染，清净澄澈，鸭子自由自在地嬉戏其间，岸边的竹林青青滴翠，桃花鲜红欲燃。初夏的竹枝富于变化，清新、优雅、安宁、舒适，使人无比怡悦。秋、冬的竹虽没有春夏的清纯稚嫩，可是当万木萧疏、寒风怒号的时候，庭前宅畔，竹叶沙沙，发出“清籁”的“幽音”不也是一种美吗？方志敏曾书写对联：“心有三爱，奇书骏马佳山水；园栽四物，青松翠竹白梅兰”。

竹是人类宝贵的物质财富。竹的嫩茎及芽可供食用，竹笋细嫩肥脆，色泽青嫩黄亮，芳香扑鼻，滋味鲜美可口，含有蛋白质、脂肪、糖类、钙、磷、铁及维生素，营养十分丰富。竹的蛋白质中含有 18 种人体所需氨基酸。早在宋代，我国就有了《笋谱》一书。苏轼曾描写当时浙江天目山人民以笋代粮的生活情景：“老翁七十自腰镰，惭愧春山笋蕨甜。岂是闻韶忘解味，迩来三月食无盐。”如今笋菜已成为我们餐桌上的美味佳肴。

在纸没发明之前，古代人还把字写在竹片上。我国古代的编年体史书被称作“竹书纪年”。战国魏晋时代书写著作和文件的竹片叫竹简。文天祥《过零丁洋》名句“人生自古谁无死，留取丹心照汗青”中的“汗青”就指用火炙烤的青竹片，写上字经久不变，可以说名垂青史。“竹报平安”是旧时家信的别称。现在我们用的纸有的就是竹子造的。

竹子还具有药用价值。竹叶具有清火的功能。青竹的茎除去绿色的表层后，用刀刮成薄带状物，中药称竹茹，可治虚烦、口渴、呕吐等症。淡竹或其他竹类新采的茎，经火炙烤沥出的澄清液汁中药叫竹沥，主治痰阻窍络、中风、癫狂以及痰热咳嗽等症。有一种竹，自身能溢出清凉的酒来，不仅味道醇厚，清香宜人，而且具有强身健胃，清心解暑，延年益寿的功能。

我们生活的各个方面都有竹的身影。可以这样设想：你住在竹楼里，竹楼里陈设着玉竹家具，竹桌上摆放着竹编工艺品，竹墙上挂着竹篾编制的挂图，你用竹叶烧饭，把竹筒里的烧春笋倒在竹碗里，手拿竹筷，端起竹酒杯，饮竹酒。酒足饭饱之后，你在竹床上小憩，然后走到院子里舒展一下筋骨。你的围墙是竹篱笆，比今天的石墙砖墙更具有透明度。你头戴竹笠，身穿竹衫，足踏竹屐，手拄竹杖，身带竹制的鱼杆，挎上竹编的鱼篓来到河边垂钓。河对岸竹林里传来了笙声，婉转清越，如凤凰啼鸣，那是弄玉姑娘在倚窗吹奏。你取出竹制的长箫短笛。夜风习习，月色溶溶，箫声悦耳动听，响彻四方，与笙遥相呼应，和谐如一。你伐竹做成竹排直驶对岸（后来架起一座竹桥），竹竟做了你们的月下“红娘”。你们爱情的结果，也是在竹制的摇篮里“摇啊摇”长大的。

竹不仅是人类的宝贵的物质财富，而且为人类创造了宝贵的精神财富。竹的优秀品质值得我们学习。竹告诉我们优良品质应该从小培养。当竹子没有钻出地面的时候，它的芽叫“竹笋”，笋有多粗，竹就有多粗，不像树木那样，一年长粗一圈形成年轮。笋有多少节，竹就有多少节。当春天的阳光、雨水滋润竹笋的时候，她诚心诚意地回报大地的养育之恩。一场春雨过后，竹犹如潜伏的严阵以待的士兵听到了冲锋号角，争相冲出地表，一昼夜可以长 10 ~ 30 厘米，甚至长到一米左右，真正是日新月异，突飞猛进。所以人们常常用“雨后春笋”形容蓬勃发展的新生事物。

竹具有朴实、谦虚的美德。“新竹高于旧竹枝，全凭老干相扶持”，这就是竹的博大胸怀。她没有用娇艳的芳香的花朵让人们去注意她，只有当她生命将要结束的时候，她才开花，并且是如稻穗一样的花柱垂在主干上，留下种子，悄然逝去。以致人们使用“节外生枝”这个词时，害怕玷污了竹的美德，常常加上“竹本无心，何必节外生枝”，蕴含着对竹的褒奖和厚爱。

竹还具有高风亮节的情操。古往今来，无数文人墨客咏竹、颂竹、赞竹。我去成都拜谒杜甫草堂的时候，看到那里竹苍松茂，到处都生长着一簇簇翠竹，郁郁葱葱，似绿色的火焰在燃烧，给人一种团结奋进的力量。杜甫把草堂盖在丛林修篁深处，透不过强烈的阳光，好象一层淡淡的轻烟笼罩着草堂。当他看到一只只幼雉隐伏在竹丛笋根旁边的时候，高兴地写下了“笋根雉子无人见，沙上凫雏傍母眠”。他喜欢斜风细雨里翠竹轻摇，带着水气的枝枝叶叶，明净悦目（《狂夫》：风含翠篠娟娟净），更喜欢邻居家“白沙翠竹江村暮，相送柴门月色新”（《南邻》）。

我国的竹有 300 多种，可以说竹是一个兄弟姐妹众多的家族。长江流域，华南、西南居多。北方虽少，却颇有韵味。除上面提到的成都竹外，杭州的方竹、普陀山的紫竹，都给我留下很深的印象。而北京紫竹院公园的那个月夜赏竹至今使我记忆犹新。

那是冬初的满月，北国已万木凋零，竹园里却“春”意盎然。我漫步竹林。纤纤竹叶交错重合，月光筛落地面，描画出斑驳的花纹。竹叶映着雪一样的月光，在微风中悠悠地颤动，这微妙地摇曳着的竹叶，似乎包蕴着无限深情，宛如纤细的手指抚摸着我。此刻，听不到远处车水马龙的喧嚣，看不见四周霓虹灯五光十色的闪烁，更没有工作和家务的烦恼，竹林似我，我若苍竹，化为一体，共同沉浸在月夜的安谧之中，细细品味着一种特有的幸福。林中的小径，被浓密的丛林遮掩着，竹影暗合，飘散着湿润的气息，引发着我内心无限遐思。

（原载 2006 年 8 期《知识就是力量》）

中国兰

友人是做党务工作的。他看了我的《竹颂》、《梅颂》两篇文章后说，你还要写一写菊和松。我从写《竹颂》到写《梅颂》相隔了8年的时间。在友人的点拨下，从写《梅颂》到写《菊颂》缩短为2年，又过了半年，《青松礼赞》见报。友人又说，中国兰花值得歌颂，也应该写一写。他马上就要和我分别，到一个新的单位走马上任了，于是，我要把他的嘱托当作一件大事来完成，尽快写出关于兰的文章。

中国兰花简称国兰，又名春兰、山兰、草兰，古称侍女花、燕尾春、兰草、媚世等。古代称兰花为兰蕙。北宋黄庭坚在《幽芳亭》中描述兰花："一干一华而香有余者兰，一干五七华而香不足者蕙"。古时，花与华相通。既一干一花，香味很浓的是兰花；一干多花，香味不足的称为蕙。

兰花是我国的传统名花。自古以来，就受到国人尊崇和珍爱。人们把兰花视为高洁、典雅、爱国和坚贞不屈的象征，中华民族浩然正气与优秀品质的象征。早在春秋时代，中国文化先师孔夫子就把兰花的气质喻为做人的品格，"芝兰生幽谷，不以无人而不芳，不因清寒而萎琐，君子修道立德，不为穷困而改节"。伟大的爱国诗人屈原忧患国事，他在《离骚》中以兰花比拟自己品格的高洁，抒发对楚国人民的深厚感情。人们在文章诗词里都把品格坚贞、有骨气的人用兰花作比喻。"兰幽香风远"、"兰花在幽亦自芳"、"兰惹春风映绿袍"、"室有兰花不炷香"等诗句都是对兰的赞誉。

我今天要称赞兰花为"和谐兰"。你看她花茎直立，花葶高出，叶色亮绿，四时常青，潇洒矫健，风度翩然；你看她花开四季，花姿俊秀，香气远溢，清雅沁人；你看她既能在优越环境中生长，也能在风霜凛冽之中孕育花蕾，尤能在春寒料峭中散发出沁人心脾的芳香，表现出顽强的生命力。你看她无论是其自身的叶花，还是与其他植物并生共长；无论是在荒野空谷里自生自灭，还是由人工种植精心培育；无论是装点着宫廷的雕梁画栋，还是点缀在士大夫的私家园林，总是不娇不骄不躁不馁不卑不亢默默无闻生生不息地坚定着一个信念：就是用其“姿、香、色、韵”美化大自然，营造出一种追求平静安详舒心的生活氛围。古人说，书之骚，草之兰，果之橄榄，可称三绝。古人又说，松竹梅兰，岁寒四友。古人还说，兰花与菊、水仙、菖蒲并称“花中四雅”。

所以说，兰花给我们的是一种和谐之美。国人用花、赞花和赏花，既重花卉外形之美，也重花的兴谢枯荣的内在之美，更喜追求由观花而得的心灵感受的韵味之趣，以达到赏心悦目的快感。这种审美情趣说明国人赞花、赏花的目的是双重的，既要求有装饰美化的实用效果，又要求有畅神达意的精神享受，从中得到启示、激励以及情操的陶冶。所以无论以何种形式表现花的美，特别是花卉造形艺术美，人们极其注重形式与内涵的统一和谐之美，与许多传统文化艺术一样，要求以形传神，形神兼备。国人既喜欢有直接客观的描、诉、咏、唱、观等方式表现或欣赏花卉自然之美与装饰效果，但更喜欢借花明志，以花传情的表现主观的感受之情，故而常将花寓以多种吉祥美好的象征意义，使花人格化甚至神化，然后采用比兴寄托的手法，以此通过联想而意会其深远的意义。

我们不难从兰花身上找到她和谐的、形神兼备的美。在花卉王国中，有许多花草都是十分漂亮美丽的。但兰是花中的尤物，像国兰一样有叶、有花、又有香的花草不多。宋代王贵学曾赞曰，“挺挺花卉中，竹有节而啬花，梅有花而啬叶，松有叶而蔷香，唯兰独并有之”。今人也说，松有叶而无香，竹有节而无花，梅有花而无叶，唯兰兼而有之。的确，兰花的体态异常优雅，她株形平稳骨格俊秀，在无花之时，她叶片疏密有致气宇轩昂，临风摇曳婀娜多姿。开花之后，花葶高出叶面，各花之间刚柔兼备顾盼呼应，显得异常端庄素雅。白色的花苞点缀在碧绿的叶子中间，闪现出美玉一般动人的光芒。综观整个兰花植株姿态，叶长而又披垂的兰花飘逸潇洒，是一种美；而短叶斜立的兰花显得刚健有力体态雄伟，好像举重健儿的飒爽英姿，又是一种美。

国人喜欢香，认为香是花的灵魂。香，可说是国兰的精髓。假如她像洋兰那样没有香气，就会减却她的魅力。兰生于幽谷，不以无人而不芳。兰花素有“国香”、“香祖”、“王者之香”、“天下第一香”、“空谷佳人”等美称，可说是达到了至高无上的地步。兰花花蕊的芳香油分子与人的鼻子嗅觉细胞接触后，刺激嗅神经，使人感到心旷神怡，可改变人的心境与情绪，还可医治病痛。兰花的香气，可以缓解肺热、痰咳、神经衰弱，对产妇有催生作用。兰花全株入中药，有养阴润肺、化痰止咳的功能。

兰花虽无牡丹那种雍容华贵的仪表，也没有玫瑰娇艳夺目的姿色，但那种富有美感的端庄挺秀的气质，恍如冰肌玉洁、亭亭玉立的少女，足以令人为之倾倒。世间花的品种万千，但有兰花“一盆在室，满屋皆香”。这种香给人一种清纯幽远的感觉。从来没有像其他花草那种闷香、浊香和臭香等俗味。尽管目前的科技已经非常先进，科学家仍然不能人工合成兰花香水，足见兰花的品质高洁。兰花的幽香大多为阵发性的，通常在傍晚后释放较多。当你在一天忙碌之后，于夜深人静之时闲坐厅间，细细品赏兰花那种沁人心脾的香气，借此消解疲惫舒畅身心，是一种最难能可贵的享受。

幽兰香风远，蕙草流芳根。兰花素心芳洁，气节高雅，文静含蓄，清香袭人，芬芳悠远。自从兰花来到这个世界，就矢志不渝地把自己的香和美献给大自然。由于叶片是构成兰花整体美和意境美的一个重要组成部分，人们逐渐认识到“观花一时，观叶经年”的道理，对赏兰的注意力从过去的单纯观花，转移到观叶方面来。明代张羽就曾有“泣露光偏乱，含风影自斜，俗人那解此，看叶胜看花”的诗句。人们精心培育各种有黄色、白色条纹或斑点的花叶品种，打破了原来国兰只有一种绿色的格调。兰花就如开屏的孔雀一样，把更加多姿多彩的美呈现给人们，使我们把赏兰的视野大为拓展开来。

兰花的神韵美应该说是香、色、姿的升华，是外表美与内在美的和谐统一。人们在欣赏兰花时，在脑海中产生的联想和内在感情的抒发，在美学上称之为意境美。德国有位哲人说过：“如果你想得到艺术享受，那你必须是一个有艺术修养的人。”山人砍柴得一死木疙瘩，不成材料，用无法用，烧不好烧，弃之庭院。忽一日，被一位根雕艺术家发现，遂雕成一件价值数十万元的艺术珍品。赏兰也是这样。如果没有一定的文化积累、审美水平，是很难在欣赏中获得韵味的。要在赏兰中获得韵味，首先要与兰花建立深厚的感情，随时与她沟通自己的精神世界。当生活遇到烦恼时，可从兰花那种“遭霜雪而不凋，历千年而不陨”的气质中吸取振奋的力量。有一位非常有名望的实业家，曾经是性情暴躁，常对下属训斥，有时甚至殴打妻儿。知心朋友劝他养兰自娱，他遂建起兰圃，亲自侍弄，果真与兰日久生情，从中得到启迪，逐渐变得心平气和，家庭和睦，不仅改善了人际关系，而且事业更加兴旺发达。

诚然，兰花神韵的内涵，也会随时代的变化而变化。贵在理解兰性的真谛，从赏兰的深化过程中，打开智慧之窗，悟出某些相关的哲理，探索走向真善美的阳关大道。比如有人在欣赏南粤的“企剑白墨”兰花时，体会到“墨者不白，白者不墨，墨者其名，白者其实，墨而能白，人浊我清”。从中悟出了“近朱者赤，近墨者黑”的意蕴。故赏兰的韵味有如细嚼橄榄，涩后回甘，真可谓“花本无情人有情，酒不醉人人自醉”，这就是兰花给予我们艺术魅力的所在。

让我们热爱自然，热爱生活，在构建和谐社会、建设小康家园的征途上，用兰花美化我们的工作和生活环境，用兰花的精神和品质讴歌社会和人生中的真善美、和谐美！

（原载 2007 年 4 月 30 日《黑龙江林业报》）

菊　颂

如果把花儿喻为中国美女，那么，菊花应该算是极具个性的美女子之一。她是勇敢、坚毅、纯洁、正直的化身，蕴涵着团结、吉祥和幸福的寓意。国人把菊视为国粹，作为民族精神的象征，赋予她高尚、坚强的情操。

“宁可枝头抱香死，何曾吹落北风中。”（郑所南诗句）菊花以其凌秋之势，傲霜之姿，赢得人们的赞叹，又以其花色艳丽，姿态清秀，风韵高雅惹人喜爱。她集美多姿，然不以娇艳姿色取媚，却以素雅坚贞取胜。人们爱她的清秀神韵，更爱她凌霜盛开，西风不落的一身傲骨。

菊花是我国传统的十大名贵花卉之一。古人尤爱以菊名志，以此比拟自己的高洁情操，坚贞不屈。古神话传说中菊花又被赋予了吉祥、长寿的含义。如菊花与喜鹊组合表示“举家欢乐”；菊花与松树组合为“益寿延年”等，在民间应用极广。菊花被我国许多城市选为市花，国人养菊、赏菊蔚然成风，形成了浓郁的菊花文化。每到秋季，许多城市都要举办菊花盛会，届时，大街小巷，庭院楼台，处处艳丽多彩，千姿百态，令人目不暇接，洋溢着菊花的清香。

菊给了人们许多做人的道理。她和竹、梅、兰，被人们并称为“四君子”。前年，湖南友人曾送我“梅兰竹菊”湘绣，那盛开的、含苞待放的五颜六色的菊花图案，栩栩如生，深得我的喜爱。

古往今来，诗人对菊独有偏爱。陶渊明在任彭泽县令时因不愿为五斗米而折腰，解绶回乡，隐耕田园，直至终寿。他在归田的二十多年中，一直都特别喜爱菊花，认为菊花品格高尚，不附庸风雅，敢于傲雪凌霜。即使是残菊，也挺立不落，依然含香露芳。他用菊花的清雅倔强来操守自己的君子之节。每到秋来时节，南山上到处绽开的野菊，竞芳争艳。

他十分欣赏这“秋菊有佳色”，甚至还采摘花瓣，带回家中酿制菊花酒，常常一个人自饮自斟。他饮酒高歌，击节赞赏，“三径就荒，松菊犹存”，“采菊东篱下，悠然见南山”，“芳菊开林耀，青松冠岩列。怀此贞秀姿，卓为霜下杰”。他以愿做霜下杰，学习菊花的品格和气质来勉励自己。

后人以陶渊明具有这种不羡慕荣利，志存逸士之节的品格，尊称他为“靖节先生”。

菊花原产我国，有着悠久的栽培历史。据记载，早在晋代已开始栽培菊花。从唐代起民间就有举办菊花会的习俗。著名诗人刘禹锡曾有“家家菊尽黄，梁园独加霜”的诗句。到了宋代，一年一度的菊花会发展到了极盛时期。《东京梦华录》上说，当时的宋都开封，菊花的品种有七八十种之多。“日月梭飞，转盼重九”，“年例，禁中与贵家皆此日赏菊，士座之家，亦市一二株玩赏，酒家皆经菊花缚成洞户，都人多出外登高”。乾隆皇帝在开封禹王台赏菊时留下了“枫叶梧青落，霜花菊白堆”的亲笔石刻。而李清照的《醉花阴》“东篱把酒黄昏后，有暗香盈袖。莫道不消魂，帘卷西风，人比黄花瘦”，寓情于景、情景交融，真乃千古绝唱。

菊花，属菊科多年生宿根草本植物，菊花为菊科植物菊的头状花序。在古代，“花”与“华”通，所以，《神农本草经》称它为菊华。菊花有因其色起名的，如白菊花、黄菊花；有因其味取名的，如甘菊花、苦菊花；也有用地名来命名的，如安徽亳州的亳菊，滁州的滁菊，浙江杭州的杭菊，河南的淮菊，河北的祁菊等等。菊花还有许多美丽的名字，如：日精、周盈、傅延寿、长寿花、延龄客等。目前，我国菊花新品种选育年年都有新的突破，菊花的品种有三四千个。其名贵品种如“绿牡丹”、“绿云”、“墨荷”、“帅旗”、“黄鹤楼”、“天女散花”、“贵背黄花面红”和“绿妃醉酒”等。花色有老绿、深红、墨紫、黄色、花色等。

菊花不仅具有很高的观赏价值，而且还有很高的食用和药用价值。“苗可蔬，叶可啜，花可饵，根可药，囊之可枕，酿之可酒”，一身都是宝。古人认为，菊花“服之者长寿，食之者通神（晋傅玄《菊赋》）”，“久服利血气，轻身、耐老、延年（《神农本草经》）”。我国食菊历史悠久，屈原《离骚》中就有“朝饮木兰之坠露兮，夕餐秋菊之落英’的诗句，古代还有康风子食菊成仙的传说。唐代时，市面上就有“菊花糕”卖。“东篱同坐尝花篷，一片琼霜入口鲜”的诗句，正是写食菊的乐趣。李峤诗曰：“令节三秋晚，重阳九日欢。仙杯还泛菊，宝馔且调兰。”王维诗云：“四海方无事，三秋大有年。百生无此日，万寿愿齐天。芍药和金鼎，茱萸插玳筵。无穷菊花节，长奉柏梁篇。”郑所南的“道人四季花为粮，骨生灵气身吐香。闻到菊花大欢喜，拍手笑歌频疯狂。”写出了宋代食菊之盛。

现代医学研究发现，菊花含有挥发油、菊甙、胆碱、水苏碱、黄酮类等，还含有维生素A、维生素B_1及铁、锌、铜、硒等微量元素。具有养肝血，悦颜色，清风脑，清热明目，抗菌解热等作用。菊花对葡萄球菌、结核杆菌等也有一定的抑制作用，还有镇静安神、扩展冠状动脉等功效。对心血管疾病有显著的防治作用。不同的菊花具有不同的功效。黄菊花可消肿拔毒，红菊花能平肝凉血，白菊花能清热明目，紫菊花能利肺清喘。菊花在老年病防治方面有着非常广阔的前景。现代临床常取其散风清热、平肝明目、调理血脉的功效，用于治疗风热感冒、头痛眩晕、目赤肿痛、眼目昏花和冠心病、高血压病、动脉硬化症、高脂血症等老年性疾病。

菊花不但能美化环境，有其食用和药用价值，而且还具有保护环境、净化大气的功能，被称为空气中的“卫士”。据研究，菊花不畏烟尘污染，对于一些有害气体有不同程度的吸收和抵抗能力。由于菊花能在较高浓度二氧化硫的空气中茁壮生长，因此在一些空气较污浊的地方，特别是在二氧化硫污染区域，如化工厂、药厂、电厂等附近多栽培一些菊花，既能美化环境，又能净化空气，可说是两全其美。

随着现代科技的发展，通过延长花期、控制花期，昔日只有在秋季才能欣赏的菊花，如今一年四季都能够看到。在一株菊花上可以培养出双色菊花、三色菊花。可以培养出几百朵，甚至让一千多朵菊花同时盛开，已经不是天方夜谭。正应了我上世纪八十年代作的一首赞颂菊花品格的《咏菊》诗：碧枝托起礼花团，枯草坪上斗寒放。贞洁敢将霜露羞，质朴愧使蜂蝶怏。火燃碎叶叶菲菲，水煮落英英芳芳。既把秋风等闲视，献身何必至重阳。

（原载 2005 年 9 月 15 日《今日信息报》）

映日荷花别样红

我站在珠海拱北，凝视着风光秀丽的澳门，耳边又响起了闻一多先生的著名诗篇：

我离开你的襁褓太久了，母亲！
但是他们掳去的是我的肉体，
你依然保管着我内心的灵魂。
三百年来梦寐不忘的生母啊！
请叫儿的乳名，叫我一声“澳门”！

我刚刚怀着激动的心情读了冰心老人的《往事》。文中记述了冰心少年时看到庭院里一朵红莲，“被那繁密的雨点打的左右欹斜。她又慢慢地倾倒下来，正覆盖在红莲上面……雨势并不减退，红莲却不动摇。”于是，她写到：“我心中深深地受到了感动——母亲啊！你是荷叶，我是红莲。心中的雨点来了，除了你，谁是我在无遮拦天空下的荫蔽？”

眼前，祖国的澳门就像一朵艳丽的莲花，澳门半岛、凼仔岛和路环岛犹如荷花的三朵花瓣开放在南海。澳门北面一段沙堤与珠海及莲峰山相连，形似莲花的茎。从十六世纪中叶以后，这朵美丽的荷花就遭受着葡萄牙殖民主义风雨的摧残。如今，她就要回到母亲祖国的怀抱，这不由使我对荷花更加热爱和赞美。

荷花是澳门的象征。古人将澳门喻为飘入海洋的一簇莲花，称澳门为莲海、莲岛、莲洋。那里还有莲花山、莲峰庙、莲茎园。一位诗人这样描写澳门卢园：“林幽泉碧风香，丹枫白露花黄。水光烟黛赛苏杭，月桂卢园荷上。”卢园拥有百多种名品荷花，每年都要举办“荷花节”。荷花有“出淤泥而不染，濯清涟而不妖”的“花之君子”风度，澳门人视荷花为圣洁、吉祥、高尚、太平的象征。澳门的区旗区徽是五星红旗照耀下的荷花图案，表达了澳门和内地同胞共创美好明天的心愿。

澳门自古以来就是祖国的领土。今年12月20日，我国政府将恢复对澳门行使主权，这是继香港回归祖国之后的又一件历史盛事。相信明天的澳门，将是“接天莲叶无穷碧，映日荷花别样红。”

（原载1999年11月13日《中国纪检监察报》）

澳门回归话荷花

1999年12月20日，我国政府将恢复对澳门行使主权，这是继香港回归祖国、新中国喜迎50年华诞后的又一件盛事。荷花是澳门的象征，古人将澳门喻为海洋中的一朵莲花，称澳门为莲海、莲岛、莲洋，澳门半岛、凼仔岛和路环岛犹如三朵荷花的花瓣开放在南海。澳门北面一段沙滩与珠海及莲峰山相连，形似莲花的茎，澳门不仅有莲花山，还有莲峰山、莲茎园。即将竣工的连接珠海和澳门的桥叫莲花大桥。澳门人视荷花为圣洁、吉祥、高尚、太平的象征。澳门的区旗区徽是五星红旗照耀下的荷花，表达了澳门同胞和内地人民共创美好明天的心愿。荷花又名莲花、菡萏、芙蓉、芙蕖、藕花、水芝、水芸、泽芝、水旦、水华、玉环等。属睡莲科莲属多年生草本植物。世界上共有中国、美国、中美杂交三个系，中国则是荷花的故乡。地球上最古老的无字书——化石，揭示出荷花是自然界中最古老的植物。远在1.45亿年以前，也就是说在地球上出现恐龙之前我国就已经生长着荷花。

我们的祖先发现荷花之后，便与之结下不解之缘，早在3000年前就进行了培育，使中国莲系自成一家，并深深浸透于中国文化之中。《诗经》中有“彼之陂，有蒲与荷”、“山有扶苏，隰有荷花”的诗句。魏农学家贾思勰在《齐民要术》中专门论述了栽培藕的方法。

荷花以它独有的风姿神韵及君子般的品质，倍受历代名士文人的钟爱和赞赏。吟之以歌，墨之以画，异曲同唱赞美荷花之歌。三国时曹植作《洛神赋》，“返而察之，灼若芙蓉出绿波”，喻洛神美若芙蓉。历代诗人几乎都有咏荷华章。楚国诗人屈原在遭小人诬陷流放时放歌高吟："制芰荷以为衣兮，集芙蓉以为裳。"宋代理学家周敦颐一篇短短的《爱莲说》千古传诵："出淤泥而不染，濯清涟而不妖，中空外直，不蔓不枝，香远益清，亭亭净植"。近代散文家朱自清的名篇《荷塘月色》更是令人百读不厌，使人仿佛进入月下荷塘的意境之中，超凡脱俗，淡泊宁静去领略人生、品味人生之真谛。在文人笔下，以荷花为题材编织的美妙故事不胜枚举。特别是蒲松龄笔下《荷花三娘子》的感人故事，令人无不动容。今人称赞荷花还具有温顺祥和而无孤傲之气和经风雨而矢志不渝的品格。令人倾倒的荷花，为丹青大师所爱恋，泼墨挥毫，为之传神。清代名画家石涛、八大山人画的荷，给人以朦胧之美，近代国画大师齐白石的荷则别具一格，给人以动态之感。

荷花虽好，还要绿叶扶持。这是人们在盛赞荷花的同时对荷叶的赞美。"小荷才露尖尖角，早有蜻蜓落上头"。荷叶刚刚来到这个世界上，就挺起稚嫩的肩膀，让捕捉蚊虫劳累了的蜻蜓驻足小憩。荷叶的茎深深地扎根于泥土中，当我们从茎部掐断时，荷叶千丝万缕地连着根，这是荷叶不忘湖塘养育之恩的明证。诗人赞美荷叶：春还寒塘建仙乡，翠赍红妆馥郁香。黑雨黄风无悸斗，粉裙紫冠未求章。托起花媚山河艳，背负湖明鹭鲤藏。故尽诗人夸菡萏，依昔姿素伴花王。

赏荷是我国民间习俗。农历 6 月 24 日是荷花的生日，古人将这一天定为"观荷节"。许多风景名胜，有了荷花便分外妖娆。"曲园风荷"为杭州十景之一，至今仍风韵媚人。清末著名小说家刘鹗在《老残游记》中描写济南大名湖"四面荷花三面柳，一城山色半城湖。"荷花为泉城增光添彩。澳门每年都要在南海金角的卢园举办"荷花节"。卢园拥有一百多种名品荷花，内地有的她有，内地绝种的也在卢园中怡然独存。

纯洁无暇、神圣端庄的荷花，被佛教界视为圣物，佛的画像或塑像以荷花为台座，称为“莲座”，佛典上以荷花“出淤泥而不染”来比喻佛界的清净无染。

我国传统医学和食文化中，荷占有特殊的地位。“莲藕十姐妹”，浑身都是宝。说的是荷花、藕、藕节、荷梗、荷蒂、荷叶、莲茎、莲心、莲房、莲子都具有很高的食用和药用价值。青青的荷叶清热解暑，泡茶饮用，祛病健身。用荷叶包装酱菜、卤菜等食品，其味道不变，且不怕水浸和油污。“荷叶粉蒸肉”、“荷叶鸡”是色香味鲜的佳肴。荷花清热祛暑、活血化瘀、调经美容；莲须清心固肾、涩精止血；莲子芯清心安神、降血压；莲子肉养心补肾、健脾固肠，为滋补佳品，调羹做汤，味美宜人。藕可生可熟可食可药，被李时珍称为“灵根”。生食宜鲜嫩，煮食宜壮老。诗人赞美曰：“湖州雪藕赛人参，”“冷如雪霜甘比蜜，一片入口沉疴痊。”

（原载 1999 年 10 月 18 日《中国红十字报》）

荷叶的风格

炎炎夏日，沿着荷塘散步。看荷花似妙龄少女，徐徐涌出水面，亭亭玉立在百叶之中，展艳在碧波之上，阳光下熠熠生辉。这水上美景不仅送给我们阵阵清香，缕缕凉意，而且带给我们不尽激情，无限遐想。

荷花虽好，还要绿叶扶持。

荷叶，或曰莲叶，墨绿、浑圆、厚重，不像荷花有莲花、菡萏、芙蓉、芙蕖、藕花、水芝、水芸、泽芝、水旦、水华、玉环这么多艳称佳号，普普通通透着一身正气，忠贞不渝，不畏风雨，最富有奉献精神。

“小荷才露尖尖角，早有蜻蜓落上头。”荷叶刚刚来到这个世界上，就挺起稚嫩的肩膀，让捕捉蚊虫劳累的蜻蜓驻足小憩。

我们常常称赞“荷花出污泥而不染”，荷叶何尝不是如此。是荷叶最先冲出污泥而又一尘不染。荷乡淳朴的民风，荷叶良好的形象，无时无刻都在感染着、影响着荷花“出污泥而不染，濯清涟而不妖”。

烈日喷焰，荷叶撑起一方翠盖，挡住炎热，静静地看着水底鱼戏虾游。久旱初雨，雨滴不断地敲打着厚实、圆硕的荷叶，一颗颗晶莹、圆润的水球，似水晶般透亮。荷叶把珍珠一样宝贵的水珠聚拢起来，毫无保留地倾泻给水中的鱼儿。当风雨袭来的时候，荷叶紧密团结，连成一片，不怕风吹雨打，就是把身子翻过来也义无返顾地护卫着朵朵荷花，被作家孙犁在《荷花淀》中称赞为铜墙铁壁。一阵风雨后，荷叶又恢复了挺直的姿态，昂首迎接新的洗礼。浮萍跳着舞来到荷叶身边，趾高气扬地说：“可怜的荷叶大哥，你怎么把自己的腿埋在泥土里呢？

你瞧我飘浮在水面，是多么自由自在，无牵无挂呀！”荷叶笑了笑说：“正因为我扎根在泥土里，我才不像你那样随波逐流。”当人们把荷叶从茎部掐断时，荷叶千丝万缕地连着根，那是荷叶扎根于泥土，不忘湖塘养育之恩的明证。

荷叶，味苦性平，具有清暑化湿，治疗暑热烦渴，头胀胸闷、浮肿泄泻、止血的功效。用荷叶包制粉蒸肉，山楂荷叶茶，有降压消脂作用，适用于高血压、血脂增高及单纯性肥胖症。荷叶绿豆粥，可治痱子、瘙痒。

荷叶，不仅自身是宝，而且通过光合作用，上催芙蓉赤，下助玉藕白，使莲藕“十姐妹”（藕、藕节、荷梗、荷蒂、荷叶、荷花、莲须、莲心、莲房、莲子）都有很高的食用和药用价值。荷叶不仅自身美，而且创造了水上仙子的美景。所以朱自清在《荷塘月色》中称荷叶是舞女的裙。更可贵的是荷叶的精神美。荷叶从不追求这样那样的荣誉，总是默默地工作，默默地奉献。

荷叶，正是广大平凡的劳动者。荷叶的风格，就是劳动人民伟大精神的写照。

（原载 1997 年 8 月 17 日《健康报》）

丁　香

翠烟凝绿生紫树
随风潜入醉满通幽路
温辛让我总受益
顿觉清爽开肺腑
时令催发吐芳馥
只恨胜过秋香千百度
荷锄勿惊小溪梦
把个仙景常留住

（原载 2005 年《我在雪域》）

绿叶礼赞

当我们在紧张的工作、学习和劳动之余，来到绿柳低垂、桃李芬芳、百鸟啁啾的公园，或是漫步在林荫大道上的时候，一阵阵爽人的新鲜空气，一股股沁人肺腑的清香扑面而来，这时候，我们只觉得心旷神怡、精神振奋、疲劳顿消。

这优美的环境来自于植树造林、绿树成荫。

这绿叶的色彩来自于植物的叶子。你细心地观察过吗？别看绿叶那么多，可决找不到完全相同的两片叶子。在整个叶子的家族中真是千姿百态：酒叶棕榈叶如掌状，长达20米；松柏则如针状，所以叫针叶；荷叶浑圆如伞，撑起翠盖；竹叶身似利剑，绿光闪闪……这就是绿叶朴素的仪表和个性美。

绿叶是为人类服务的一支庞大的“后勤部队”。早在远古时期，人类已经知道用树叶充饥、御寒、遮羞。桑叶经过春蚕吐丝，便成为绫罗绸缎。松叶可以榨油。芭蕉叶制作的葵扇，在盛夏为人们送来丝丝凉风。枫叶在生命的最后时刻化作赤火丹霞，凭人欣赏。至于可食用入药的叶类更是不胜枚举。科学家通过从树叶中提取氨基酸、蛋白质及各种有效成分研制开发新药和保健品，如用银杏叶可提取治疗心血管病的药物，从杜仲叶中可提取抗衰老的新药；松柏叶可提取天然营养蛋白质；桉叶是抗菌消炎的良药……

绿叶的伟大贡献在于为人类防风固沙、改善气候、净化空气、调节温度、过滤飞尘、杀灭细菌、减弱噪音、监测污染等。在城市没有树木的空旷广场或街道，每公顷面积上一年大约要降落三吨灰尘，而在树木葱茏的林地，灰尘仅仅是空旷地的1/15。绿叶为我们制造着必不可少的“食品”——氧气。据资料统计，一公顷树林的叶子总面积约为 5～7 万平方米，每天吸收 150～1000 公斤二氧化碳气体，并能制造氧气 730 公斤。所以说绿叶是人类的“保健医生”，是大地的“美容师”。

更值得称颂的是绿叶的精神，它们紧紧地团结在干体的周围，为花朵果实制造营养。它们是花朵的“开路先锋”，当寒意料峭、残雪未尽时已潜于枝头，孕绿育春。它们默默奉献、心甘情愿为花朵服务，从来不“喧宾夺主”。它们不怕牺牲，是勇敢的卫士，掩果实于身后，迎击风吹雨袭。当它们知道已把全部能量献给花朵、果实和干体的时候，就悄然落入大地的怀抱。即使树高千丈，也要叶落归根，化作春泥更护花。

朋友，当我们认识绿叶、赞美绿叶的时候，让我们行动起来，用绿叶的精神为创造一个绿树成荫、繁花似锦、清新宁静幽雅的生活环境而奉献自己的一份力量。

（原载 1999 年 8 月 27 日《中国红十字报》）

青松礼赞

暴风雪。

一场罕见的暴风雪。

在暴风雪的肆虐里，那春天里绯红色花朵如云、夏天里硕果累累、身姿优雅的桃树的枝桠折断了。

那曾经婀娜多姿，柔情似水的垂柳的枝条上缀着冰挂，如今像武士身着盔甲般僵硬的枝条，在狂风中纷纷坠落。

挺拔的泡桐，充分显示了自己刚强的性格，却被暴风雪拦腰斩断了。

如金字塔一样的青松，厚厚的积雪压在它的身上，它的下边的枝条几乎要触到地面了。

一位身经百战、从战争硝烟中走来的元帅看到了这一切。他迎着暴风雪豪迈赋诗：大雪压青松，青松挺且直。要知松高洁，待到雪化时。

松树是我们民族的象征。有了松树精神，我们定能自立于世界民族之林，犹如松树卓立于千百树种之群一样。

松树多为高大乔木，树姿雄伟，枝叶繁茂，民间视它为四季常青的吉祥物，居“岁寒三友”之首。当严冬降临北国，百花凋谢，万木萧索之时，而松树却苍翠如故，迎风雪、傲冰霜，巍然挺立，不枯不憔。松的风度既庄重又高雅，虽高耸入云，而无傲慢轻世之态；虽不善婆娑起舞，但并不寡言沉默。狂飙过处，松涛如吼，犹如万马奔腾，惊心动魄，蕴藏着无穷力量。松树长寿，少者百岁，长者逾千，被人们誉为“百木之长”，素有“劲松”、“千年松”、“不老松”之称。

松树分布广、数量多、用途大，尤其在荒山绿化，园林建设，改善生态环境等绿色工程上为我们作出了卓越的贡献，是我们取之不尽的宝贵财富。松树木材质好，强度大，耐腐朽，纹理直，具有刚柔相济，负重而不折，挺直不变形，坚韧而富有弹性的特点，可作建筑、桥梁、矿柱、枕木、电杆、车辆、农具、造纸和人造纤维等用材。松针叶加工而成的松针粉，含有畜禽生长所必需的40多种营养成分，如植物菌素、生长激素、蛋白质、脂肪、维生素、微量元素和18种氨基酸。松针叶提炼的芳香油，已广泛应用于肥皂、牙膏、化妆品、糖果、香精、饼干等众多产品。经过蒸馏松针油的残渣，还是提炼拷胶、酒精等的上等原料。松花粉是一种珍贵的天然高级营养食品原料，我国人民食用松花粉已有两千多年历史。松花粉中富含人体所需的十多种矿物质、生理活性物质及具调解功能的激素、酶和生物碱等。松香和松节油是重要的工业原料，广泛地用于制皂、造纸、涂料、油墨、火柴、橡胶、粘合剂、印刷、食品加工、化工、香料、医药、塑料、电气、农药和电子工业等部门。松脂是绝妙的防腐剂与驱虫剂，它使松木经水浸与雨淋而不朽，多数蛀虫不敢侵蚀松木。松籽是糖果、糕点的原料。它松脆酥软，散发出一种幽微的松香，自唐代以来，松籽成了人们喜吃的小食品。松籽富含蛋白质、多种矿物质、维生素和脂肪，而且大部分为油酸和亚油酸等。松枝、松塔、松针可作燃料。

松树入药历史悠久，古代药典中都有记载。近代中医和农家以松针、松节油、松脂、松花、果壳、树皮、松籽入药，药用范围极为广泛。《本草纲目》认为，它有“润心肺，益气，除风止血”等功效。古人用松花粉和蜂蜜调和，做成松黄饼，味香、清甘，有壮颜益志、延年益寿等妙用。《神农本草》记载：“松为仙人之食物”（仙人，实指生活在环境优美的山上，耳聪目明，智慧超群的长寿老人）。相传，神农炎帝时，有一掌管气象的官员——赤松子，他到四川松潘，以松叶、松子为食而延年。汉初刘邦的军师张良功成名就之后，他不愿为官而“愿从赤松子游”。尧帝时有位好吃松果的人，曾将松果献给尧帝，希望这位英明的君主长生，可惜他日理万机，只顾处理国家大事，忘记服用松果没能长寿，而吃了松果的人都得以延年长寿。提倡“摄形养神”、“返朴归真”自然养生的道教将松树奉为圣树，其养生食谱中有许多配方是以松树物为基料的。中国药王、道教真人孙思邈活了141岁。他提出“食药同源，以食疗疾”的著名观点。他对松树情有独钟，创立了“服松子法、服松叶法、服松脂法”等自然养生法。

老一辈无产阶级革命家陶铸曾写下著名散文《松树的风格》。他称赞松树具有共产主义风格、乐观主义精神，要求于人的甚少、给予人的甚多。我对松树怀有敬畏之心不自今日始。自古以来，多少人就歌颂过它，赞美过它，把它作为崇高品质的象征。你看它不管是在悬崖的缝隙间也好，不管是在贫瘠的土地上也好，只要有一粒种子，这粒种子也不管是你有意种植的，还是随意丢落的，也不管是风吹来的，还是从飞鸟的嘴里跌落的，总之，只要有一粒种子，它就不择地势，不畏严寒酷热，随处茁壮地生长起来了。它既不需要谁来施肥，也不需要谁来灌溉。狂风吹不倒它，洪水淹不没它，严寒冻不死它，干旱旱不坏它。它只是一味地无忧无虑地生长。松树的生命力可谓强矣！松树要求于人的可谓少矣！这是我每看到松树油然而生敬意的原因之一。

松树是既顺应四时又郁郁葱葱挺立四时之外的。根含冰而弥固，枝负雪而更新。萦白云以舒盖，接丹桂而虹龙。

阳春三月，春雨绵绵，正是万物复苏，争相展现自己身姿的时候，青松吮吸着春天的甘露，尽情地生长着。它那尖尖的树梢在春风的吹拂下，不停地摇摆着，像是一个天真可爱的孩子，富有感情的吟诵春的诗意。蒙蒙春雨像乳汁一样哺育着万物，松树也在春雨的滋养下开花，黄色的小花挂在枝头，迎着温暖的春风，对春天微笑着。

盛夏，火辣辣的太阳炙烤着大地，许多花草树木因经受不住太阳那火一样的激情而无精打采，好像马上就要倒下去似的。唯独青松在太阳地里，还是那么坚强。像守卫边疆的战士，站在那里，迎接着骄阳的挑战。它撑开一把绿色的大绒伞，为小草，也为栖息的鸟儿遮下阴凉，免遭烈日的曝晒。

在凄凉的秋天，许多树木经不起风的袭击，一片片叶子像一只只金色的蝴蝶在空中起舞，纷纷扬扬，落在了地上。而青松仍然那么碧绿，真叫人喜爱。花凋谢了，草枯萎了，松树却在秋风秋雨中展示着自己无穷的魅力，一束束针一样的枝叶在秋风中挺立着。

当严冬到来的时候。掉光叶子的树木，被冻的瑟瑟发抖。只有青松还是毫无畏惧地在寒风中傲然挺立。鹅毛大雪在空中飞舞，凛冽的寒风在唱着歌，猛烈地摇摆着松树。雪花纷纷往松树上压，不一会，松树就变成了银树，风和雪都想征服它，但是，松树以它那顽强的毅力一次又一次地战胜了风和雪，等待着春天的到来。

松树遍及大江南北。东北的红松在极寒冷的气候条件下，深居林海，身躯健壮，不失英雄本色。黄山迎客松在坚硬的贫瘠的山顶，还能扎根石隙，挺直腰身，彬彬有礼地长臂揖客。庐山的五老松，泰山的“五大夫松”，北京团城的“三侯松”，香山的听法松，戒台寺的自在松、卧龙松、活动松和抱塔松等等真是不胜枚举。祖国名山大川无处不有松，有松必有美誉，必有诗赞。园林庭苑里也必植松，即使是小院居室也要摆上松树盆景，可见人们多么爱松，松树精神已深入我们的生活之中，是我们亲密的好朋友。中华民族，是以龙的传人而自豪的。而在崇拜龙的同时，独将松与龙并称。这是因为松树枝虬若龙，根盘如龙，树皮生鳞更似龙。有“摇影千尺，声撼半天，干生头角，枝蟠蛇龙”之称。王安石《家训》说，“松为百木之长，犹公也，故字从公”。元代人称松为“十八公，并著《十八公赋》。“公”在古代有父亲、祖父的含义。古今诗人，更是对松赞美有加。《诗经》中有“如竹苞矣，如松茂矣。”李白有“愿君学长松，慎勿作桃李。”苏轼赞“不以时迁者，松柏也”。毛泽东“暮色苍茫看劲松，乱云飞渡仍从容”更是气势磅礴。我曾作《三友赋》，盛赞松竹梅：寒岁同谱正气篇，溢光流彩走笔端。铁骨镂满风雨恨，亮节抹淡霜雪瘢。凌云直上秀贞姿，盘根曲下呈英颜。三友结下桃园情，天南海北总并肩。

的确，松树是我们学习的榜样。松树，一种不仅有顽强生命力而朴实无华的树！一种高大挺拔、坚强不屈的树！它象征着什么？它的顽强、挺拔、不屈，难道不象征着千千万万为建设我们和谐社会、小康社会兢兢业业工作在各条战线的劳动者吗？我要赞美松树，不仅仅是因为它高大挺拔和坚强不屈，更因为它具有一种不畏困难、积极进取的精神和意志！

我礼赞松树！礼赞松树的品格！

（原载 2005 年 10 月 13 日《今日信息报》）

焦　桐

京城的车公庄大街是我上下班的必经之地，每年暮春初夏，骑自行车经过这里是最惬意的时节，吸引我的是两旁泡桐绿叶如伞，满树盛开着紫喇叭花，清香扑鼻，倘能再遇上蒙蒙细雨，叶更绿，花更艳，空气格外清新，真如宋·柳永词云：拆桐花烂漫，乍疏雨，洗清明。

我的故乡到处都是挺拔的泡桐树。二十世纪60年代，焦裕禄同志在河南兰考工作，他根据兰考地处黄泛区，土质松沙的特点，提出栽植桐树治理风沙盐碱，成效显著。

泡桐树，成活率高，生长快，成材早，不择土质；适应性强，是优良的庭院树、行道树。泡桐木质轻软，可供制造箱匣、乐器、救生器材等。桐花在饥饿的岁月，还可以供食用，或汤或馅或菜肴皆佳。再加上桐木宁折不弯的特性，深受人们的喜欢。记得儿时说的顺口溜就有“栽桐树，喂母猪，三年过后成财主”，家乡人又自然地把焦裕禄全心全意为人民服务的精神同泡桐的品格和特点联想在一起，称赞泡桐为“焦桐”。

泡桐树的花、叶、皮、果皆可入药。

泡桐树的花味苦，性寒。功能清热解毒。主治上呼吸道感染，支气管肺炎、急性扁桃体炎、腮腺炎、细菌性痢疾、急性肠炎和急性膀胱炎等。

泡桐叶味苦、性寒。治痈疽肿毒，捣敷或醋蒸贴，有解毒清热，消肿止痛之效。亦可用于治手脚肿痛。

泡桐皮味苦，性寒。功能祛风利湿，清热解毒。主治风湿痛、淋虫、肠风便血、痔疮、崩漏、带下以及痈肿、丹毒、跌打损伤等症。用于风湿痹痛、关节屈伸不利，可配老鹳草、八角枫水煎服。肠风下血、痔疮出血，可配仙鹤草、陈艾叶；痔疮肿痛，可配鱼腥草。

泡桐果味微甘、淡，性微温。功能止咳，平喘，主治慢性咳嗽、气喘、多痰。

传说，神医华陀一日坐在屋前与人弈棋，一男子神色慌张地跑了进来，说自己的妻子肚子痛得在地上打滚，有两三个时辰了，胎儿生不出来。华陀随手捡了几片院子里飘落的桐叶递给那男子，嘱洗干净，煎一碗汤喂病妇喝下。果然，药汤进口，胎儿哇哇喜降。又过了几年，那男子的妻子又凸着肚皮痛得大汗淋漓。他想：此番我就不去麻烦华陀了，于是便寻了几片桐叶煎服让妻子喝下，结果肚皮胀得像牛皮鼓，不省人事了。华陀知道后，背起药具，急忙奔去医治。原来，上一次正值冬天，万物凋零，桐叶是枯萎的，这次是春天，草木菲菲，叶子绿茵茵，正在吸收养份，节气不同，药性也不同。看来，有病不能乱吃药，遵医嘱很重要。

泡桐入对联还曾经发生过人命案。故事发生在明嘉靖年间。一对夫妇新婚之夜，新娘出了一个上联，要求新郎必须对出下联，才让他入洞房。新娘出的上联是：点灯登阁各攻书。由于新郎对不上就回学堂睡觉去了，第二天，新郎一早回家，仍闷闷不乐，新娘子说："人家已经是你的人了，干嘛还闹别扭?"新郎说："昨晚我根本就没有回来"。新娘感到无颜见人便悬梁自尽。聪明的县太爷向新郎问明因由很快就破案了。原来，新郎回到学堂把新娘对的上联说给了同窗，其中一人就偷偷跑到新娘那里讨了便宜。那时候新娘新郎婚前根本不见面，所以才酿成悲剧。新郎的同窗对的下联是：移椅依桐同赏月。

去冬，途径少林寺，看到冬天植树造林的热潮，我在《雪中嵩山》小诗中高兴地记录下这一情景：琼玉漫天，增奇掩秀，中原胜境。看巍巍群峰，衬翠叠英。太室眠龙，少室舞风；程门立雪，达摩面壁，解救世民十三僧。梦几回，那绿树烟村，岚光彩虹。

历尽人间沧桑，冰山冻地郁郁葱葱。闻晨钟暮鼓，寺院深深；牧羊曲悠，脆鞭声声。大河流霞，铁运织锦，改革开放万业兴。有楷模，东西南北中，遍植焦桐。

是的，人们不仅仅在植树造林，更是在学习和发扬焦裕禄同志那种全心全意为人民服务的可贵精神。

（原载 1998 年 5 期《中国卫生界》）

游樱花园记

樱花园里游人如织，熙熙攘攘。看那满树满园的樱花，丽质多姿，纤尘不染，仿佛曹雪芹笔下大观园里的美人儿笑出千种风情、万般仪态：先笑的樱花朵朵艳丽，春风吹处，落英缤纷，莫不是“湘云撑不住，一口茶都喷出来了”；茂密的樱树一株挤着一株，花儿密密匝匝，拂枝纤瘦，似乎承受不住自己的美貌，真像“黛玉笑岔了气，扶着桌子叫‘嗳哟’”；更有含苞待放的蓓蕾，被先期怒放的鲜花拥抱着，就好比“宝玉滚到贾母怀里，贾母笑得搂着叫‘心肝’”！……

美丽的樱花园记录着首都日新月异的变化。当初栽植樱花树的时候，这里还是荒凉的“西郊”，周围是民房、菜地和芦苇丛生的洼地，公园没有护栏，行人、车辆可以自由穿行。樱花树数量少、品种少。每年樱花开放的时候吸引附近的居民三三两两来这里一睹为快。如今，樱花树的数量和品种很多，每年樱花开时，潭畔湖边，山前山后，万重彩霞。

樱花非常为人们所喜爱。“樱花红陌上，柳叶绿池边”，“如雪樱花漫天舞，春日曙光白蒙蒙”，有多少诗人把樱花赞美。我曾错把樱花当作了“绿了芭蕉，红了樱桃”的樱桃花。樱桃花小巧玲珑，美丽动人，但又远不如樱花潇洒大方。樱花为人们喜爱，还因为花期短暂来之不易，一般花期 5 ~ 7 天，遇到风雨零落成尘。人的一生同历史长河相比，只是“弹指一挥间”，然而只要我们为人类的进步，为事业去拼搏，去开拓，那么，短暂的人生就一定会像樱花那样绚丽多彩。

樱花园姹紫嫣红，十分艳丽。樱花明白，仅有自身的美还是不够的。如果没有那抽穗吐蕊金黄耀眼的迎春花，红粉缀枝的桃花、榆叶梅，一身朴素、暗香浮动的杏花，没有那伟岸英俊的白杨，柔丝轻摇的垂柳，茂密修长的翠竹，樱花也会显得单调平淡。就连脚下蓝星点点的地丁和稚嫩的小草也不可小瞧。试想，如果没有绒毯一样的草坪，狂风起处，漫天飞舞的黄沙不使樱花凋零殆尽，也会使其蓬头垢面，姿色锐减。

樱花园是一幅美丽的立体风景画，一首丰富多彩的交响乐。当你兴致勃勃地漫游在樱花丛中，极目远望：中央广播电视塔、城乡贸易中心大楼、中国人民革命军事博物馆、鳞次栉比的建筑群，新兴桥和航天桥间的西三环路上如水车流……再瞧那荡舟湖中的情侣；扶老携幼的人家；身着日本和服的少女翩翩起舞；钹笙阵阵、花轿悠悠，到处洋溢着欢欣的气氛；摄像机旋转着，为亲情、友情和欢笑定格。

樱花园的一角，是抗癌明星们练功、交谈的场所。他们顽强的意志，不屈的斗争精神，令死神望而却步。他们的性格像樱花一样热情奔放，他们的精神比樱花还要美丽灿烂。

我每年都是要来看樱花的，但是，吸引我的不仅仅是樱花自身的魅力，更因为她昭示着明天更加美好。

（原载 1996 年 3 月 31 日《中国青年报》）

五

生肖多趣事　益寿传佳话

丙子说鼠

甲戌说狗，乙亥说猪，丙子说鼠。

鼠同人类相伴的历史非常久远。考古发现，它的起源可以上溯到8千万年前的白垩纪中期。在安徽潜山曾发掘距今5500万年前的晓鼠和它的牙齿化石，在湖南衡东发现了距今5千万年的钟健鼠化石。晓鼠是现代鼠的祖先。

鼠智力发达、机敏过人，在一个时期甚至现在还为一些人所喜爱和崇拜。科学家经过研究老鼠的基因图谱发现99%与人类的完全一致。传说中的八仙之一张果老就是开天辟地之初的一只老鼠，因累积功德，遂升华为仙蝠，并辗转几世为人，终成仙果。我们的祖先把鼠排进十二生肖之首，说明当时对鼠还是有好感的。美国沃尔特·迪斯尼创作的灵气活现的“米老鼠”风靡世界，受到各国小朋友的喜爱。在印度南部的一个邦里，至今还建有鼠庙和老鼠公园。老鼠同耶稣基督一样受到当地居民的保护和崇敬，村子里添了人丁，则认为是庙里死去的老鼠转生。

鼠为人类还是做出了一些贡献的。鼠肉细腻精瘦、味美可口，可以做鼠肉脯和鼠肉罐头。在医疗保健方面，鼠肉入药可治小儿疳积、痘麻、高烧不退、呕吐不止、疥疮、脚气等症。鼠可治眼疾和耳聋等症；鼠肝、心、脑混合一起焙干研末，睡前用蛋花汤对服，有滋补功能，可治心慌、精神恐惧、失眠等症。鼠的皮毛短而柔软可用于制作皮衣、皮帽。

科学家认为，老鼠是“继人类和黑猩猩之后，地球上最智慧、最狡黠的哺乳动物”。科学家常常需要用老鼠做实验品，以服务和造福人类。如，用白鼠做太空实验，获取失重和辐射对动物影响的有关资料。研究表明，白鼠在太空中骨骼和肌肉出现萎缩，骨组织生长速度放慢、骨骼坚韧程度下降、机体免疫力也有所下降，而回到地球后，白鼠在一个月的时间内完全恢复了健康，宇宙飞行对白鼠身体造成的不利影响全部消失。我国的昆明小鼠，1995 年被国际认可为实验用小鼠。它群体大、繁殖率高，生产周期短、用来作为实验材料。群体遗传学调查，结果更接近于人类，广泛应用于生命科学各领域的研究中。据统计，在我国，每年至少有 200 万只小鼠为科学研究“献身”。

上面说了老鼠这么多好话，丝毫也不能减轻老鼠的罪状。动物中对人类危害较大的就有老鼠。老鼠常常要咬破衣物、箱柜，毁坏建筑物，咬断电缆，咬伤牲畜，甚至婴儿和老人。一只老鼠每年至少要吃掉 20 斤粮食。最可怕的是老鼠传染疾病。经检测，带有鼠疫的老鼠每毫升血液中有 1 亿个耶氏鼠疫杆菌。印度在 1939 年至 1953 年内有 31. 8 万人死于鼠疫。1995 年，印度又发生鼠疫，15 天内就有数千人发病，68 人丧生，举世震惊，使印度造成上亿美元的损失。

我国政府历来把鼠疫防治工作当作最紧迫的工作之一，解放初期就提出了“控制鼠疫于鼠间，不使波及人间，一旦发生人间鼠疫，就地及时扑灭”的口号，开展了群众性的灭鼠运动，大批卫生行政干部和专业人员组成工作队，奔赴疫区开展鼠防工作，到 1955 年家鼠鼠疫流行得到控制。

但是，我们要清醒地看到，鼠疫对我国人民健康的威胁并没有解除。一是毗邻国家仍有鼠疫流行。二是灭鼠工作有一定的难度。老鼠繁殖能力强、适应能力强、生性狡猾，“未卜先知的能力超凡，而且能够传播预感”（科学家语）。近几年来，我国大量农业人口拥入城市，他们在城市里居住条件差，给城市卫生工作增加了压力。此外，城市居民日益兴起的宠物饲养热，把老鼠也请进了市场和家中，这些都为传染病的流行提供了机会。

丙子说鼠，归结为一句话，就是千万不要忘记灭鼠。

（原载 1996 年 2 月《中国卫生界》）

牛年为牛唱支歌

刚刚迎来1997年新年，英国卫生部的一位发言人于元月6日宣布，英国因染上疯牛病而致死亡的患者目前已达15人。去年，英国的疯牛病闹得沸沸扬扬，一些从英国进口牛肉的国家更是惊慌失措，联合抵制从英国进口牛肉。当我国即将进入农历牛年的时候，我们真要感谢祖国的检疫卫士严把国门，使民众获得安全。

据说牛之所以有疫病，而且人食患有疯牛病的牛肉后会受到传染，主要原因是一些农场主给牛喂食了动物骨粉。牛是反刍动物，以草为食。人为地改变其生活习性，结果使人类遭到惩罚。

牛是人类忠实的朋友。在青海刚察县发现的商周时期的岩画中曾有描写一骑马猎手弯弓搭箭追捕一头牦牛的精彩狩猎场面。陕西发现有秦汉时期的画像石《耕牛图》，在嘉峪关汉墓中出土的有东汉砖画《牛耕图》。前者画着一头牛耕田的情景，后者则是描写两头牛套在一起拉犁的场面。牛不仅承担着人类繁重的体力劳动，而且为我们提供了肉、奶及皮革制品。科学研究证明，牛肉、牛奶具有很高的营养价值和食疗保健作用。牛奶含有丰富的蛋白质、脂肪和钙质。牛奶性味甘平，有补肺养胃、生津润肠以及抗癌的功效。牛肉含高质量的蛋白质，是矿物质的良好来源，其中铁、磷、锌含量特别高。牛肉补脾胃、益气血、强筋骨，可治体虚乏力、筋骨酸软等症。牛肚有补益脾胃、补气养血的功效，牛肝有补肝明目养血的功效，牛骨髓有温暖壮阳的功效，牛黄有清热解毒等功效。

我们常讲“对牛弹琴”的成语，今天非常适用于奶牛。为了提高奶牛的产奶量，科学家经过实验，通过播放音乐，刺激牛的大脑皮质，加强牛的兴奋过程，可以提高牛奶产量。国外有人实验证明，一头中等产奶水平的乳牛，每合成 1 千克牛奶，需要有 670 千克血液流经乳腺。如果一头乳牛一昼夜生产 30 千克牛奶，就会有 20 吨以上的血液流经乳房。

牛吃苦耐劳，极有韧性。其躬身前行，拉着犁、车不回头，努力工作的形象造型早已在人民心中定格。文学艺术作品中不乏颂牛的佳作。徐悲鸿画马，黄胄画驴，李可染画牛，皆名扬天下。蛇口有《盖世金牛》雕塑，其中《盖世金牛赋》尽述牛与人类的密切关系：遥想东方牛郎，西方牛仔；老子青牛过函谷，田单火牛冲敌阵，孔明木牛出祁山，藏王牦牛贡中原；牛渚泛月，以文会友；牛角挂书，以耕求学；鲁迅忧患，长夜低吟孺子牛之诗；卡门浪漫，舞台高唱斗牛士之歌；秉笔记兴亡，太史公自谦牛马走；防疫治天花，全人类遍种牛痘疫苗；宏观至太空牵牛星，微观至乡村小放牛……一部文化史，千年奋斗篇，多少可歌可泣之事与牛密切相关！

民谣说得好：“一户一头牛，花钱不用愁；一户两头牛，票子顺水流；一户三头牛，一年一层楼。”可见，大力发展养牛业，可以更好地为我们的生产、生活服务。而牛年说牛更重要的是提醒我们重新学学“老黄牛”精神。的确，人所赋予牛的吃苦耐劳、敦厚善良、舍己为人等优秀品质在今天仍然值得我们学习。

（原载 1997 年 2 月 1 日《健康报》）

虎年说虎

一九九八年是我国农历戊寅年即十二生肖中的虎年。虎是人们比较熟悉和喜爱的大型猫科动物，被誉为“森林之王”。虎分布于亚洲。我国有东北虎、华南虎。我国著名的东北虎生活在大小兴安岭和长白山一带。成年虎身高可达一米，长达3米，高大雄健，行动生风。

虎，常常被作为生命和力量的象征。至今人们仍把威武勇猛的人比喻为虎臣、虎将。从我国内蒙古阴山山顶发现的石壁上新石器时代的岩画《虎豺逐马图》，山东腾县龙阳店汉代画像砖《射虎图》和江苏丹阳南北朝时期的砖画《明人戏虎图》分析，劳动人民很早就认识虎并机智地同虎进行斗争。统治阶级则把虎作为权力、权威的象征。战国时期，帝王就曾把“虎符”当作授予臣属兵权和调动军队的信物。宋代包公除恶用的虎头铡总让人“谈虎变色”、“望虎生畏”。

虎浑身都是宝。肉可食，骨可入药，皮毛非常珍贵。虎骨，性微温，味辛，功能祛风、活血、通络，适用于风湿痹痛、筋骨酸痛等症。我国政府早已明令，虎是国家一级保护动物。虎年到来之际，我们要广泛宣传保护这一珍贵动物，且不可以身试法做出竭泽而渔、杀鸡取卵的蠢事。保护动物，有利于自然界的生态平衡，珍贵动物还有着很高的展览观赏价值。没有虎的动物园会给游人留下许多遗憾。

虎是食肉性动物。它最喜欢吃的是鹿和野猪，一般不伤人。我国至今还流传着不少古代虎与人建立起感情沟通的故事。如东汉时的虎感吏仁而渡河，唐代的虎伏高僧而护法，大树坡义虎送亲等。据报载，在印度一个名叫科洛普尔的村庄，有一件猛虎“送礼”的事让人惊讶不已。午夜过后，一只老虎叼着野兽来到名叫艾德巴·沙尼西的山民家门口，它把“礼物”安放在房檐下，然后守卫到清晨才离去，平均半月一次，从未间断。

不少朋友都读过古典小说《水浒》，书中描写的解氏兄弟猎虎，李逵沂岭杀虎，武松景阳岗打虎，绘声绘色，栩栩如生。你可曾知道，《水浒》的作者施耐庵为了写好打虎的场面，不仅找了许多有经验的猎户，了解他们猎虎以及与虎搏斗的情况，而且还冒着生命危险到深山里去观察老虎的行踪，从而掌握了老虎的习性、生活动态和捕食情形，这样才有了妙笔生花。虎年，我们无论做什么事情，不妨学习施耐庵的写作精神，正是：不入虎穴，焉得虎子。

（原载 1998 年 1 期《中国卫生界》）

兔年说兔

1999年为我国农历已卯年，即生肖中的兔年。

兔是一种乖巧可爱的小动物，其价值适合毛用，又适合肉用。兔毛是高级纺织原料，用于制造松软的织物、针织品和细毛毯等，其性能柔软，富光泽，保暖性好。也可以制成毛笔。兔毫就是用兔毛制作的优质毛笔。

兔肉营养丰富，肉质细嫩，味道鲜美。古人就有“飞禽莫如鸽，走兽莫如兔”的说法。《本草纲目》称兔肉为“食中上品”。兔肉的最大特点是“三高三低”，即高蛋白、高磷脂、高消化率与低脂肪、低胆固醇、低热量。研究表明，兔肉的蛋白质含量明显高于猪、牛、羊肉及其他肉类产品，而脂肪含量又极低，是高血压、冠心病、动脉粥样硬化患者理想的营养食品。此外兔肉消化率高，达85%以上，几乎比鸡肉的消化率高一倍，兔肉的益处是显而易见的。

中医理论认为，兔肉性味甘凉，有补中益气、解毒、止泻健脾等功效。常吃兔肉可保证有全面丰富的营养供给细胞，而无有害物质沉积，所以人们称它是抗细胞衰老的保健食品，对儿童有助长之功，对老人有延年益寿之效，对妇女有不易增肥、保持苗条体姿的作用，难怪欧、美一些国家大兴吃兔肉之风，大家盛赞兔肉是“美容肉”、“保健肉”、“益智肉”。治消渴，身体衰弱症，可用兔肉与淮山药同煎浓汁饮服。

养兔是一项很有发展前途的家庭养殖业。如今已形成适度规模发展的广阔前景。兔子生长迅速，繁殖能力强。仔兔6~8个月就能繁殖，怀胎一个月，每胎少则产5~6只小兔，多则可达10只，一年可产8~10窝。

人们很早对兔子就非常喜爱，特别是它的牺牲精神。传说老天爷要测验狐、兔、猿的修行情况，便化为老夫，下凡到森林里，对狐、兔、猿说，我饿得很，请你们寻物充饥。狐沿水滨衔来了鲤鱼，猿攀树枝采来花果，只有兔子空手而归。兔子便跳入火堆捐躯老夫。这时老天爷现出了本相，取出焦兔，感叹良久，复活玉兔，带上天宫，放养在月中。晴朗满月的天空，我们可以看到月亮里玉兔捣药。月亮又有兔魂、兔辉、蟾兔的别称。

兔的动作迅速，历为人们称道。成语动如脱兔，鸟飞兔走，兔起鹘落等都是比喻行动迅速、动作敏捷的。人们认为兔的个性和蔼可亲，温婉柔和，喜爱交际，到处受人爱戴，生平最厌恶树敌，属于彬彬有礼的君子型人物。兔的可爱与生性，更在于向上向前奔驰。面对高山陡峭，只是勇敢地攀登，从不后退。想来，兔年，兔类向上攀，人类也大步地向上攀。这是兔类的祝愿，也是人类的祝愿。

（原载 1999 年 2 月 16 日《中国人事报》）

龙年盛赞中华龙

2000 年是我国农历庚辰年，即十二生肖中的龙年。

龙，在中华民族的心目中有着崇高的威望和地位。说起龙，上至帝王将相，下至庶民百姓，无不肃然起敬。古代传说中的帝王，炎帝、黄帝、尧、舜、禹，都被说成龙。这说明远古时代已经有了龙的崇拜。后来的帝王也都以真龙自诩。帝王未登基称“潜龙”，创业称“龙兴”，即位称“龙飞”。帝王穿的为“龙袍”，睡的为“龙榻”。帝王外出打的是“龙旗”，乘的是“龙辇”，帝王的子孙为“龙种”。各类玉器、漆器、铜器、陶器、玻璃器皿上也多雕绘着龙的图形。民间有舞龙灯、赛龙舟等活动。人们望子成龙，希望自己的孩子有雄才，成大业。至于人名、地名、物名中的“龙”更是不可胜数。因此中华国土，被称为“龙的故乡”，中华儿女，被称为“龙的传人”。

在十二属相中，唯有龙是子虚乌有的“人造物”。它非禽非兽、非虫非鱼，能飞天潜海，可兴云作雨，所以又被称为“天龙”、“神龙”。传说中的龙为：牛头（有说为扬子鳄头）、鹿角、马鬃、蛇躯、鱼尾、鹰爪。它是多种动物的综合体，且是三栖动物，陆上能行，水中可游，空中可飞。

龙的形象最早当数河南濮阳西水坡古墓葬中发掘的贝壳龙，其次是仰韶遗址出土的陶壶龙图：人头蛇身，双足人手鱼尾。山西襄汾县夏墟出土的龙有双耳，鳞纹、蛇状，与前大同小异，两耳是变态的鳍。商代铜器上的龙纹，较夏墟龙只增加了两角，背仍有鳍。到了周代，铜器龙纹图饰，与夏墟龙略同。汉代龙的双耳与鳍亦有保存。在河南洛阳的卜千秋墓壁画中，出现了伏曦女娲人头龙身像，龙尾呈鱼尾状。从考古出土的龙图形看，龙是水生物无疑，不论其如何演变，身上有鳞，背上有鳍均未改变，仍视为“鳞虫之长”。

龙的形象随着历史的演变而演变，正如闻一多在《龙考》中所说：“龙是图腾，并且是只存在图腾之中，不存在于生物界中的一种生物，因为它是由许多图腾揉合的一种综合了各部落而产生的混合体”。它出现于新石器时代的艺术作品中，体现着中国民族部落社会的思想观念和崇拜。在以后的历史长河中，随着社会政治、宗教、文化观念的发展，龙的精神内涵艺术形象也在逐渐发展变化。

龙是中华民族的象征，是中华民族的精神财富。中国各族人民把龙的形象比作坚毅、强大、奋发进取的民族精神。龙作为中国人思想观念的载体，贯穿于中华民族发展史的全过程，覆盖着中华国土的每寸土地，龙文化的古迹遍布，装点着大好河山。资料表明，在中华大地上，保留有900多处著名的龙文化景观。

龙的词语、成语、俗语和典故可说比比皆是。小说《西游记》描写了孙悟空与龙王的纠缠；唐僧的白马也是一条龙的化身。《封神演义》描写哪吒打死为害百姓的龙王鳌丙的斗争故事；元杂剧《柳毅传书》，叙述了唐朝书生搭救落难的洞庭龙女，后结为夫妇的悲欢。龙马精神、龙腾虎跃、龙盘虎踞、画龙点睛、叶公好龙、攀龙附凤，每一个成语或典故后面都有一个生动的故事。

在中医药宝库中，有清热泻火的龙胆草，清热解毒的龙葵，祛风止痛的紫金龙，清热利湿的水龙骨、过坛龙，活血化淤的龙船花、飞龙掌血，息风止痉的地龙，安神的龙骨、龙齿、龙涎香，补血的龙眼肉和外用的石龙芮等。

龙是中华民族的向心力和凝聚力。生活在天涯海角、世界各地的华裔，都是龙的子孙，龙的传人。不论现在政治见解、生活制度如何，都要高举我们老祖宗“龙”的大旗，共同努力，完成祖国统一大业，把中国建设成为一个繁荣昌盛的国家。

（原载2000年2月25日《中国中医药报》）

蛇年话蛇

公元 2001 年是我国农历辛巳年，即蛇年。蛇年说说蛇文化。

蛇，为爬行动物，无附肢（少数种类具有后肢遗迹）。蛇的种类很多，全世界 2500 多种，毒蛇约 650 种左右。我国有蛇 170 多种，毒蛇 47 种。蛇形体身长不一，体长从约 12 厘米到 11 米不等。最小的蛇小得几乎不被人们看见，这种小蛇生长在南美洲的香蕉园里，常常藏在香蕉缝里，被人们不知不觉连香蕉带到别的地方去。最大的蛇为亚洲的网状花纹巨蛇和南美洲的水蟒，体长超过 11 米。蛇遍布各大洲，以热带地区的种类为多，少数种类见于较寒冷的地区。蛇的食物为哺乳动物及鸟、蛙等，也吃蚯蚓、昆虫、鱼、鸟卵。甚至也吃同类。因其牙齿不适于咀嚼，它多为将活猎物吞下去，以消化液杀死。有的蛇唾液变成毒腺，毒液从空的或具有槽的毒牙排出。蛇类为卵生或卵胎生。

多数人视蛇为可怕的动物。这不仅由于它形体畏人，而且有的蛇还长着毒牙，毒牙中的毒液可以顷刻之间使人丧命。人们以“心比蛇蝎还要狠毒”来形容狠心人、恶人。因此，人们常说：“一次遭蛇咬，十年怕草绳。”让蛇咬了一回，十年之中连见了形状上像蛇的绳子都害怕起来，可知胆战心惊之状。圣经故事讲亚当和夏娃正是受到蛇的引诱，才偷吃禁果的。我们熟悉的成语如“杯弓蛇影”、“农夫与蛇”等故事都说明蛇在人们心目中形象的丑陋和凶恶。在新中国成立前夕，毛泽东在《将革命进行到底》的号召中曾引用了农夫与蛇的寓言：一个农夫在冬天看见一条蛇冻僵着，他很可怜它，便拿来放在自己的胸口上。那蛇受了暖气就苏醒了，等到恢复了它的天性，便把它的恩人咬了一口，使他受到致命的伤。农夫临死的时候说：我怜惜恶人，应该受到这个恶报！接着毛主席说，外国和中国的毒蛇们希望中国人民还像这个农夫一样地死去，希望中国共产党，中国的一切革命民主派，都像这个农夫一样地怀有对毒蛇的好心肠。但是中国人民、中国共产党和中国真正的革命民主派，却听见了并且记住了这个劳动者的遗嘱。况且盘踞在大部分中国土地上的大蛇和小蛇，黑蛇和白蛇，露出毒牙的蛇和化成美女的蛇，虽然它们已经感觉到冬天的威胁，但是还没有冻僵呢！这是毛泽东关于“蛇”的精辟论述，对于中国人民在中国共产党领导下夺取新民主主义革命的胜利，起到了积极的作用。

唐代，进步政治家、著名文学家柳宗元曾经写过《捕蛇者说》。通过捕蛇者的诉说，反映当时的赋税之毒甚于毒蛇，从而揭露了封建统治阶级横征暴敛、残酷压榨劳动人民的罪行。

中国历史上，还有刘邦斩白蛇起义的故事。据《史记》记载，秦末，刘邦以泗水亭长身份押送劳工到郦山，途中许多劳工逃亡和死去，秦法规定，如有劳工逃亡，押送者和剩余的劳工都要被处死。刘邦知道到了郦山也是死路一条，便对劳工们说：“你们都走，让我一人去死吧。”大多数劳工逃散了，但十几个人愿意跟随刘邦。逃亡途中，有一条大蛇挡在路上，谁都不敢过。刘邦拔剑上前，将大蛇斩为两段。刘邦斩蛇起义，被后人演绎成神奇的故事。

其实，蛇也有美好的一面。蛇年出生的女孩美丽、漂亮，似乎是大家公认的。《白蛇传》的故事描写的白蛇和青蛇。它们不仅不伤害人，反而化作娇美的女子。其中的白蛇——白娘子（白素贞）和杭州一家药店的主管许仙在西子湖畔结为夫妻。为了爱情，为了救许仙的性命，白娘子冒着生命危险赴南极仙翁处盗仙草，又怒斗多管闲事的和尚法海，率领水族围漫金山寺。后来，白娘子虽然被压在雷峰塔下，但多事的法海也不得不藏身于蟹腹之中，白娘子和许仙的故事，被记入《西湖佳话》；又经渲染、变化，收入三言二拍之中的《警世通言》，后还被多次搬到戏剧舞台上。《白蛇传》实际上寄托了人们对忠贞爱情及美好生活的歌颂和向往。白娘子已由蛇的化身，变为大胆追求爱情、为爱情可以舍死忘生的青年女子的化身；而法海则是封建卫道士和扼杀美好爱情的“刽子手”化身。

蒲松龄在《聊斋志异》中，写了许多蛇的故事。其中有一则《蛇人》，叙述一以蛇为业的人，驯养的一条蛇，放回山野。过了几年，弄蛇人又从山中经过，忽遇一条巨蛇冲出，吓得弄蛇人调头就跑。但巨蛇追了上来。生死关头，弄蛇人猛地认出此蛇就是原先的小蛇二青，赶忙叫：“二青！二青！”蛇立即不再追他，昂起头来看了好久，又纵身到弄蛇人身旁，像从前一样表示亲热。作者通过写蛇，慨叹有些人却连蛇都不如，为了个人利益，对自己的亲友故交投井下石，丝毫也不讲情义；如果有人得罪了他或者结了仇，那么这些人比蛇还狠毒！蒲松龄表面写蛇，实际上在写人，写人情世故和人间情态。

蛇是人们健康的天使。蛇肉含有丰富的蛋白质，不仅味道鲜美，而且营养丰富，具有祛风活血、祛湿滋阴的药用价值，是秋冬季最理想的滋补药膳。蛇肉中含有大量蛋白质和多种人体所必需的氨基酸，如谷氨酸可增强脑细胞的活力，天门冬氨酸可帮助肌肉消除疲劳等。从蛇肉的成分和补益作用来看，它完全可与人参媲美。此外，蛇胆有祛痰、祛湿、明目、益肝的功效。蛇油中所含的亚油酸、亚麻酸是人体必需的脂肪酸，在人体中不能自行合成，只能从食物中获取，而且对皮肤有突出保健作用，能使皮肤细腻、润滑；蛇鞭所含的补肾（壮阳）质比鹿鞭还高出10%；蛇皮中胶质蛋白质含量丰富，钙、磷、铁、镁含量极高，还是独特的美味。人们把蛇和猫做成的菜叫“龙虎斗”，把蛇和鸡肉做成的菜叫“龙凤呈祥”。人们还用蛇浸泡蛇酒饮用。蛇皮可以制乐器、手提包、钱包等制品。

蛇作为人类的朋友，在巴西为人们充当保姆，在委内瑞拉能看仓护院，在我国、泰国等国家都有人与蛇共同生活相安无事的报道。蛇对于我们最大的益处是为人类消灭诸如鼠类等危害人类活动和健康的动物。科学家研究证明，一条蛇一年能消灭一百多只老鼠。据《光明日报》介绍的资料表明，目前一些地方吃蛇成风。深圳一天吃 10 吨蛇。以往不吃蛇的上海人，现在一年内也要吃掉 1000 吨。有人估计，全国一天至少吃掉 150 吨到 200 吨蛇。现在鼠害猖獗，直接原因是蛇被大量捕食。蛇是吃老鼠的，老鼠没了天敌，怎不猖狂危害庄稼、危害人类。所以说，肆意捕食蛇类，其后果是非常严重的。

蛇年话蛇，我们要呼吁保护蛇类。保护蛇类，从一定意义上说也就是保护人类自己。

（原载 2001 年 2 月 23 日《解放军报》）

蛇年话蛇药（一）

蛇床子 性温、味苦辛、有小毒。功能温肾阳，祛寒湿、杀虫。主治阳痿、带下、腰酸、阴部湿痒等症，煎汤外洗可治疥癣湿疹。

白花蛇舌草 味苦、甘、性寒。功能解毒消肿。清热利湿。主治肺热咳嗽、咽喉肿痛、扁桃体炎、肠痈及痈肿疔疮、毒蛇咬伤，亦可用治湿热痢疾、湿热黄胆、热淋、水肿、小便不利等症。

蛇苔 功能解热毒、消肿止疼。主治疔疮痛肿、蛇咬伤。

蛇莓 性寒、味甘苦、有小毒。功能清热解毒、散结。主治痈疮解毒，瘰疬结核、咽喉肿痛等症，外敷蛇虫咬伤、烫伤。

蛇葡萄根 味甘、性平。功能清热解毒、祛风活络。散瘀止血。主治关节肿痛、肺痈、呕吐腹泻、溃疡病、瘰疬、乳腺炎、痈疮肿毒、跌打损伤、水火烫伤、外伤出血等症。

南蛇 味苦、性寒。功能清热解毒、散瘀消肿。用于感冒发热、风湿骨痛、跌打损伤、瘰疬、疮疡、肿毒、皮肤湿疹、毒蛇咬伤等症。

南蛇藤 味微辛、性温。功能祛风除湿、活血通络、解毒。主治风湿痹痛、痧气腹痛、痢疾、肠风便血、跌打伤痛、闭经以及痈肿、毒蛇咬伤、烫伤等症。

蛇根草 味淡、性平。功能清肺化痰、活血散瘀。主治慢性气管炎、虚劳咳血、月经不调及跌打扭伤等症。

蛇含 味苦、辛、性微寒。功能清热、解毒、消肿、止血。主治风热、感冒、小儿高热惊风、咳嗽、咽喉肿痛、口疮、痢疾、痈肿疔疮、丹毒、蛇虫咬伤等症。

蛇含石　味甘、性寒。功能镇惊安神、止血定痛。主治心悸、肠风、血痢、心胃疼痛、肿毒等症。

大叶蛇总管　味苦、微辛、性寒。功能清热利湿、解毒、散瘀。主治黄疸、肝硬化腹水、小儿高热惊厥、疫疡、毒蛇咬伤、跌打损伤等。

（原载2001年3期《医学科普》）

蛇年话蛇药（二）

乌蛇胆 味苦微甘、性凉。功能清热解毒、祛痰镇惊。主治痰热惊厥、热病发狂、肺热咳喘、百日咳、目睛赤痛、皮肤疮疡等病症。

蛇蜕 味甘、咸、性平。功能祛风定惊、退消肿，解毒杀虫。主治惊痫、痛瘀、喉痹、口疮龈肿、痈疽疔毒、瘰疬、痔疮及疥癣等症。

蝮蛇 味甘、性温、有毒。功能祛风通络、杀虫攻毒。主治麻风、风湿痹痛、半身不遂、破伤风、肿毒、痔疮等症。

白花蛇 味甘、咸、性温、有毒。功能祛风、通络、止痉、攻毒、止痒。主治风湿痹痛、中风口眼嘴斜、半身不遂、小儿惊风、头风痛、破伤风、麻风、疥癣等症。

乌梢蛇 味甘、性平。功能祛风、通经、止痉。主治风湿顽痹。麻风、破伤风、小儿麻痹后遗症、骨关节结核、疥癣痒疹等症。

过塘蛇 味淡、性寒。功能清热利湿、解毒消肿。主治感冒、咳嗽、小便不利、水肿、淋病等症。

夹蛇龟 功能滋阳、活血、消肿。主治骨结核、肺结核、骨蒸劳热、瘰疬等症。

（原载2001年3期《医学科普》）

蛇年话蛇趣

蛇，为爬行动物，无附肢（少数种类具有后肢遗迹）。蛇的种类很多，全世界2500多种，毒蛇约650种左右。我国有蛇170多种，毒蛇47种。蛇形体身长不一，体长从约12厘米到11米不等；其最小的蛇小得几乎不被人们看见，这种小蛇生长在南美洲的香蕉园，常常藏在香蕉缝里，被人们不知不觉连同香蕉带到别的地方去。其最大的种类为亚洲的网状花纹巨蛇和南美的水蟒，体长超过11米。蛇遍布各大洲，以热带地区的种类为多，少数种类见于较寒冷的地区。蛇的食物为哺乳动物及鸟、蛙等，也吃蚯蚓、昆虫、鱼、鸟卵。甚至也吃同类。因其牙齿不适于咀嚼，因此它多为将活猎物吞下去，以消化液杀死。有的蛇唾液变成毒腺，毒液从空的或具有槽的毒牙排出。蛇类为卵生或卵胎生。下面辑录的是世界上发现的千奇百趣的蛇，以使读者开阔眼界，增添知识和情趣。

白蛇

据《工人日报》报道：1994年6月。江山市大桥镇仁阳尾村养蛇专业户徐孙富家一条13公斤的白蛇在围观人群中吐舌扭身。一位老蛇医观后说：“我活到90多岁未见过白蛇，真是罕见。”这条白蛇全身洁白，是徐孙富从本市二十八都镇一带山区捕获的。一位江西蛇商听说后想以800元钱买下，但被老徐婉言谢绝了。他将蛇送进了动物园，供人们观赏。

海蛇

海蛇是海中最毒的一种动物，比陆地上的眼镜蛇还毒好几倍，就是号称“海中狼”的鲨鱼，也会被海蛇咬死。海蛇的家族不大，全世界有50多种，我国沿海已知的有15种。我国的海蛇以台湾和海南岛附近海面为最多。海蛇主要以鱼类为食。因此，凡海蛇出没之处，一般都有大量的鱼群。这样，海蛇又成了渔民寻探渔场的“好帮手”。海蛇虽然会伤人。可是它的肉可以吃，营养丰富，味道鲜美。此外，海蛇是治疗风湿病的一种良药。

盲蛇

巴基斯坦首都伊斯兰堡北面的蒙格拉山区，生长着一种两眼只对光线稍有反应的盲蛇。这种蛇很小，体长仅9.5厘米，很象蚯蚓，头扁平，仅上颚有牙，无毒。盲蛇多在潮湿的沙土或枯枝烂叶下活动，觅食白蚁和其他小虫。

细鳞蛇

澳大利亚有一种细鳞蛇，它的毒比响尾蛇强300倍，比眼镜蛇强20倍。在一些个别的澳洲细鳞蛇中，甚至能挤出110毫克的蛇毒，一般的也能产生45毫克蛇毒。而具有剧毒的海蛇，分泌的蛇毒却只有一毫克。

拉船的渡蛇

非洲桑给巴尔西部地区的许多内河渡口，有一种渡船，不用人划船点篙，而是用蛇做动力。这种叫“复庚乞德”的渡蛇，外皮乌黑油亮，头部特大，舌头细长，喜欢吃鱼虾。它水性好，力气大，一次能拉动一艘载几十个人和几百斤物件的渡船。渡蛇外形虽凶恶，但性情善良，从不伤害人。

湖南发现蟒蛇王

湖南省洞口县洞山乡飞山庙村十多个找野猪的村民，有一次路经“迷羊溪”原始森林时，发现一条巨蟒。他们当时误以为是一根大树横在溪里，便踩了过去。突然，两旁的灌木丛发出沙沙声，接着“大树”慢慢向山上移动。他们大吃一惊。这大蟒长30多米，比大水桶还粗得多，一个人用双手仍难以环抱。蟒身上的鳞片是棕黑色，每片有手掌那么大。

会飞的蛇

在我国西南边疆，有种会飞的蛇，其体形和一般蛇相似，尾巴稍小。不同的是它的头和身子一样粗，全身浅绿，近似竹叶绿色。腹下白色，并长着四只短脚，脊背两侧有一双翅膀。它飞翔时，翅膀可以象扇子一样打开，在空中向下盘旋几圈，慢慢地落在地上。从低处向高处移动时，一般都是用四条腿爬行。飞蛇习惯栖息在竹林里，人们发现它时，击掌、摇动竹子，它都不害怕，仍然一动不动地盘贴在竹子上。

在莫桑比克鲁伊马河流域也有一种会飞的蛇。这是一种无毒蛇，它能从草丛里飞起三四米高、六七米远。是捕食小鸟的能手。飞蛇的起“飞”，确切地说应叫跳跃，它跳跃一次后，需要经过一段间歇才能故伎重演。

电蛇

1982年，巴西一个渔民在亚马逊河口捕获了一条两公尺长的怪蛇——“电蛇”。经过测量查明，这条电蛇本身就是一个活储电池。蛇身具有650伏特的电压，若是人们在水中闯到这种电蛇身边，将会遭到轰击。

长寿蛇

生物学家1982年从南太平洋深海发现一种蛇，这种蛇每一年在尾部长出一个环圈。经过反复观察研究，它的尾部已有完整的环圈1678个，这说明它“隐居”海底已达1678年了。目前，它还处在“襁褓”之中。据推算，这条蛇还能活20万年左右，这简直成了动物长寿的“世界之最”了。

双头蛇

天津武清县后巷乡王杜庄村民杜庆臣下地时，在村北靠近河边的地面上发现了一条双头蛇。这条蛇的两个蛇头呈“丫”形，并排长在蛇颈上，大小相同，互相对称，并且都能吐舌、眨眼。蛇身长八寸左右，呈黑褐色，间有白点。

在斯里兰卡科伦坡动物园里有一条双头蛇可能是当今世界上惟一存活的两头蛇。这条蛇发现于斯里兰卡南部，有两头、四眼、两舌，只有一个胃。目前它身长近一英尺，可长到20英尺，而寿命则可长达50岁。

蜡烛蛇

在非洲几内亚湾的洛俾岛上，有些居民夜晚经常用一种细长的“蜡烛”照明。这种细长的“蜡烛”是用一种赤红如火的长蛇做成的。这种蛇叫做“库加沙”，含有大量脂肪，特别是蛇舌上的脂肪含量更多。“库加沙”因为本身所含的脂肪多，常因一星火种就被烧死。因此，“库加沙”不喜栖居在树木或草丛中，常在河边的堤岸上挖洞窝居。这样，如遇火灾，就可翻入河中逃命。

因为这种蛇易燃，当地居民常将蛇去掉五脏，穿好纱，再将蛇身缚在一根铁棒上，插在泥罐内当蜡烛点。据说，用这种蛇“蜡烛”照明，比油还亮，而且一条蛇可以点用三四个晚上。

新种毒蛇

动物学家在澳大利亚西部捕捉了一条新种毒蛇。这种毒蛇体长约50厘米，粗似拇指，全身暗褐色，头部扁阔，呈黑色，两眼突出，闪烁金光。毒牙的毒性极强，比眼镜蛇的毒性强数倍。有关这种毒蛇的生态、习性以及毒液成分，有待动物学家进一步观察和研究。

以蛇护仓

在巴西、委内瑞拉鼠害严重的地方，为消除鼠患，人们以蛇捕鼠。这种捕鼠蛇是一种近四米长的无毒蛇，喜欢生活在干燥的地方。人们把它放养到仓库旁边，大量的老鼠就会被它吞食干净。这种蛇很留恋它住惯了的仓库，如果把它带到其他地方去，它总要想法回到原地。所以人们在出卖房屋时，常常连同这种捕鼠蛇一起出卖。

蟒蛇吞牛

据新加坡《联合晚报》报道，中南美洲有种蟒蛇，其进攻能力十分强，连牛也照吃不误。它捕食的方法十分巧妙：先躲在岸边的森林里，乘牛不备，突然窜出来缠住牛，再将牛拖入水中。因为这种蛇有二个能够关闭的鼻孔，所以不怕水淹，待牛被淹死后，才拖上岸，慢慢吞食。

蛇救火灾

在沙特阿拉伯的深麦森林，一条腰围粗壮的大蛇，咬断了火燎的树，并用身子死死围住火焰，使之无法蔓延。第二天，守林人看到了一棵被烧焦的大树，一条已经死去的大蛇，嘴里还咬着一根枯焦的树杈，这根枝杈是从另一棵大树上咬下来的。正是因为大蛇咬断了起火的树杈，又用身子缠住着火的树干，才扑灭了这场突发的火灾。

据说，在过去的几年里，当地还发生过几次火灾，也是由于一条条大蛇咬断燃烧物，才没酿成更大的灾难。专家们认为：

这种蛇并非真会救火，而是它们有嗜光的特点，一看到有光亮的东西特别是火，便会迎上去，直到把火扑灭。“嗜光蛇”没有痛觉，所以即使被火烧死，也不会逃遁。

在南美洲北部密林中有一种“火蛇”，身长2－3米，外形很难看，满头覆盖着一块块肉瘤般的鳞片，周身裹着菱形的黑褐色斑块。当它遇到火时，立即奋不顾身地冲上去，翻滚身体，直至将火扑灭。它为什么见火即扑呢？据当地人观察，若是火光刺激了它的眼睛，使它异常难受，它就非扑灭不可。这种火蛇既能扑火，又不会被火烧死，因为它的表皮能分泌出一种特异黏液，能起到隔热作用。

看守门户的四鳗青蛇

沙特阿拉伯的拉西利族住在密林里。为了防御野兽的侵袭，他们用一种训练有素的名叫四鳗青的大蛇看守门户。这种蛇大似莽蛇，眼睛发出绿光。到了晚上，两眼像两盏灯一样。居民们把它放在木笼里，木笼放在大门口，野兽一旦来侵袭，四鳗青就会出来与野兽搏斗，保护居民的安全。

会偷盗的眼镜蛇

印度警方拘捕了一名训练眼镜蛇作案的罪犯。这罪犯名叫泰拉克，他花了三年多时间训练了1000条眼镜蛇。它们可灵活自如地翻过院墙，钻过门下空隙和半开的窗户，潜入有钱人的住宅。这些蛇潜入室内后，如发现首饰盒，就会设法打开，将里面的戒指、耳环等珠宝吞入肚子，再溜回主人处，将吞进的珠宝吐在主人手中。这时，它们便可获得一只老鼠的美食奖赏。

吞食同伴的眼镜蛇

人们发现，一个蛇箱内两条眼镜蛇同时吃一条蛇。一条眼镜蛇咬住被吃蛇的尾巴，另一条眼镜蛇咬住被吃蛇的头部，各自用力往自己肚里吞咽。当两条蛇的嘴挨到一起以后，那条体大力强的蛇，竟然将另一条已吞下半截蛇的眼镜蛇，一并吞了下去。

爱记仇的眼镜蛇

人们说大象和犀牛特别爱记仇，这只是传说。来自印度的一些资料却证实，眼镜蛇是动物中最爱记仇的。印度洛埛利有一个商人打死了一条眼镜蛇，一个月后，另外一条眼镜蛇溜到商人的床边把他咬死了。仆人们认出，这是那条被打死的雄眼镜蛇的伴侣。

群鼠战长蛇

在河北南和县北豆村养鸡户蔡拥军的鸡舍外，发现一幕群鼠战长蛇的场面，使人感到惊奇。这个鸡舍外有两个鼠洞，离洞约一米远，一条约 60 厘米长的大花蛇盘卧在地。只见长蛇头部高高抬起，忽前忽后地猛咬身边的老鼠，而老鼠不但没跑，反而将蛇团团围住，冲向大蛇猛跑、猛跳、猛咬、吱吱乱叫。在混战中，一只老鼠被蛇咬中头，挣扎几下后倒地而死。开始时，大约有七八只老鼠参战。后来又有 3 只大老鼠从鼠洞跑出，参加战斗。时间持续大约十几分钟，老鼠终于丢下一具具死尸仓皇逃窜。大蛇的头部、身部多处受伤，吃力地挣扎着，翻动几次，死在地上。

雄蛇勇救雌蛇

浙江省上虞市南部山区发生了一件奇事：雄蛇“勇救”雌蛇，咬破了捕蛇人的手指。

这天，年约 40 岁的台州市黄岩捕蛇人董某，途经上虞市丁宅乡应山村外水库，发现此处有蛇活动的踪迹。于是，董某沿蛇迹追寻，在一座荒坟中找到了蛇洞。董某蹲下“唤叫”片刻，一条约 80 厘米长的雌腹蛇顺从地爬到其身边。他急忙用右手抓住这条雌蛇。正当董某高兴之际，不料洞内还有一条大雄蛇，昂头向董某抓蛇的手指狠咬了一口。董某不得已扔掉雌蛇，蛇“夫妻”趁机逃走。董某左手紧紧摁住受伤的中指，环顾四周，乞求过路村民徐某帮忙割指，徐胆小不愿，董某只好向徐借镰刀，忍住剧痛，毅然斩下中指，保住了性命。

大蟒当保姆

当你看到一条长着花斑、不断吐着像刀子一样的舌头的大蟒倒挂在大树上，你一定会吓得赶快跑开。可是，在巴西人的家里却普遍养着这种大蟒，就跟我们中国人养牛、养猪一样。原来这种 3 米多长的大蟒，性情温和，并不伤人和动物，它还能够给人照管小孩哩！

因为在巴西的热带森林里毒蛇特别多，这些毒蛇非常害怕大蟒，一碰上大蟒就远远躲开了，所以巴西人把这种大蟒养起来，让它来照看小孩。当孩子们在外边玩的时候，它总是寸步不离地伴着他们，不让毒蛇和野兽来伤害他们。

这种大蟒还可以为主人在住宅的周围巡逻,不让毒蛇跑进来。

这种大蟒养起来也很方便省事，吃的特别少。它两个月吃一次东西。有时甚至四个月才吃一次东西。一年所需要的饲料相当于 5 只家兔。

（原载 2001 年 2 月 25 日《中国民航报》）

马年说马

时间如白驹过隙，转眼就到了农历壬午年，也就是我们十二属相中的马年。

马是自由和美的化身。法国作家布封在《马》的散文中这样称颂，“在所有的动物中间，马是身材高大而身体各部分又都配合得最匀称，最优美的。”“驴子长得太丑，狮子头太大，牛腿太细太短、与它粗大的身躯不相称，骆驼是畸形的，而最大的动物，如犀牛、大象，都可以说只是些未定型的肉团。”而马的“头部比例整齐，有一种轻捷的神情，这种神情被颈部的美烘托着。马一抬头，就仿佛想要超出它那四足兽的地位；”“它的眼睛闪闪有光，并且形状很美；它的耳朵也长得好，并且不大不小，不像牛耳太短，驴耳太长；它的鬃毛正好和它的头相称，装饰着它的颈部，给予它一种强劲而豪迈的模样……”当马纵蹄狂奔，无羁无束，勇往直前时，当马立于山崖高坡，引颈长嘶时，是那样的高大、英俊，大约只有天鹅才能与之媲美。

马与人有着极其密切的关系，是人类的伙伴和朋友。据有关学者研究，人类驯养野马大约是从原始社会的新石器时代开始的。我国是驯马最早的国家之一。在美国密西西比河流域始新地层中发现的马化石被认为是最早的马祖先化石。马不仅用于农耕、运输、游猎、放牧，还参与人类的探险、娱乐、运动和战争。马肉可以食用，马骨可以制胶，皮可以制革，鬃可以用于褥垫及小提琴琴弦弓上的弓毛，马粪可以作燃料和肥料。马奶不仅可以食用，且性味甘凉，有补血润燥，清热止渴的功效，可治疗糖尿病、血虚烦热、贫血等症。马宝是病马胃肠道中所生结石，性凉味甘咸、微苦。功能镇惊化痰，主治惊痫癫狂等症。

马的感觉器官发达，眼大、位高、颈长，因此视野比人开阔。低头吃草时，也能觉察到可能发生的威胁。马的方向感极发达，能够自己找到返回马厩的路，这就是“老马识途”成语的根据，由于视觉记忆强，马遇到以前它所体验过恐惧或其他感觉的地方或事物就会有所反应。由于听觉记忆强，经过训练的军马和猎马可以按照军号的声音采取行动。训练时，它可依据人的语言和声调作出人所需要的反应，所以马最早参与了人类的战争。

马是重感情的动物，是人类最可信赖的朋友。大家都还记得蛇年高考的作文是关于诚信的内容，南京一名考生的《赤兔之死》被阅卷老师给了满分。文章记述的是三国时期因关羽之死，其赤兔马也绝食数日而亡的故事。

千里马被誉为人才。韩愈写过伯乐和千里马的故事。“世有伯乐，然后有千里马。千里马常有，而伯乐不常有。”现代人事管理制度已经变“相马”为“赛马”，也就是由过去由少数人选拔人才和在少数人中选拔人才，变为公开选拔优秀人才，以克服选人，用人的弊端。

总之，在我们生活中的许多方面与马是密切相关的，文章的开头，我无意中已经引用了表述时间过得快的有关马的成语。我们年幼的时候听过小马过河的童话，读书了，我们欣赏曹操“老骥伏枥，志在千里”的豪迈诗篇。我们穿着马甲、马褂和马裤服装，渴饮马奶，饥食马肉，脚踏马靴，骑上战马，身背马枪，腰挎马刀，手提马灯，弹着心爱的马头琴，住马店，看马戏、赛马。我们在工作中不要马马虎虎，心猿意马，走马观花，放马后炮，更不要溜须拍马。当我们有了缺点错误的时候，要悬崖勒马，马上改正。路遥知马力，日久见人心，为人处事要君子一言，驷马难追。为着革命事业，为着人民的利益，大丈夫“青山处处埋忠骨，何必马革裹尸还。”成就一项伟大的事业，不可能马到成功，但我们必须发扬龙马精神，马不停蹄、快马加鞭。

（原载 2002 年 2 期《中国卫生报》）

马年话马药

2002年是农历壬午年，即马年。马是广布于世界各地的家畜。有趣的是我们也把一些植物以“马”命名。下面辑录部分关于马和“马”的中药。

马奶　又称马乳。性味甘凉，有补血润燥，清热止渴的功效，可治糖尿病、血虚烦热、贫血等症。

马宝　病马胃肠道中所生结石。性凉、味甘咸，微苦，功能镇惊化痰，主治惊痫癫狂等症。

马蹄肺筋草　伞形科植物红马蹄草的全草。味辛、微苦、性凉。功能疏风清热，活血止血，消肿解毒。主治感冒风热、肺热咳嗽、吐血、外伤出血、痛经、跌打肿痛、无名肿毒、骨髓炎等症。

马槟榔　白花菜科植物马槟榔、水槟榔的种子。微苦，性寒。功能清热利咽，生津止渴，解毒消肿。主治咽喉肿痛、津伤口渴、干咳、疽疮毒等症。

马尾连　毛茛科植物多叶唐松草、高原唐松草及金丝马尾连的根茎。味苦，性寒。功能清热燥湿，泻火解毒。主治痢疾、肠炎、黄胆型肝炎、目赤肿痛、胃火牙痛及痈肿、皮炎等症。

马齿苋　马齿苋科植物，马齿苋的全草。味酸，性寒。功能清热解毒，散血消肿，利湿，止血。主治热毒泻痢、痈疖、疮毒、瘰疬、湿热淋病、赤白带下以及崩漏下白等症。

马勃　灰包科植物脱皮马勃、大马勃及紫包马勃的子实体。主治喉痹咽痛、咳嗽失音、吐血衄血、外伤出血等症。

马蔺子　鸢尾科植物马蔺的种子。味甘，性平。功能清热利湿，止血，解毒。主治喉痹、咽痛、肿、泻痢、黄疸、小便不利，以及吐血、衄血、崩漏等症。

马蔺花 鸢尾科植物马蔺的花朵。味咸、酸、苦，性凉。功能清热凉血，消痈肿，利水湿。主治咽痛喉痹、吐血、衄血、疝气、痈疽、外伤出血及淋病等症。

马兰 菊科植物，马兰的全草或根。味辛、苦，性凉。功能凉血止血，清热利湿，解毒消肿。主治吐血、衄血、尿血、感冒身热、咽喉肿痛、黄疸、泻痢、疳积、淋浊、痔疾、疮疖肿毒、乳腺炎、痄腮、蛇咬伤等症。

马钱子 马钱科植物长籽马钱的种子。味苦，性寒，有大毒。功能祛风湿，通经络，消结肿，止疼痛。主治风湿顽痹、经脉拘挛、半身不遂、重症肌无力、小儿麻痹后遗症、痈肿、喉痹、跌打扭伤、骨折等症。

马蹄筋 旋花科植物马蹄的全草。味辛、微苦，性平。功能清热利湿，退黄止血，解毒消肿。主治黄疸、肝炎、胆囊炎、痢疾、水肿、咳血、尿血及风热眼痛、乳蛾肿痛、疔疮肿毒、跌打损伤等症。

马鞭草 马鞭草科植物马鞭草的全草。味苦，性凉。功能清热解毒，活血散瘀，利水消肿，杀虫。主治外感发热、黄疸、痢疾、痈疾、白喉、水肿等症。

马兜铃 马兜铃科植物马兜铃的成熟果实。味苦、微辛，性寒。功能清肺降气，化痰止咳。主治肺热咳喘、咯血、失音以及痔瘘肿痛等症。

（原载 2002 年 2 期《山东卫生》）

白马、“黑马”及其他

马年到了，“马”就格外引人注目。从我们的词汇和生活中不难看出人类与马有着密切的关系、悠久的历史。所以马文化也就特别的丰富。我查了《现代汉语词典（修订本)》，有关马的成语 52 条。被收入中药中带“马”的药用植物有 10 多种。关于马的歇后语和故事更是丰富多彩。在此，采撷数则，以飨读者。

白马 顾名思义，白色的骏马也。逻辑学中曾有一个“白马非马”的命题。战国时代的公孙龙认为，“马”表示形体，“白”表示颜色，与“马”的概念不同，所以“白马非马”。这是形而上学的诡辩论。

白马王子 用以指女子心中理想的爱人或情人，实在是恰到好处。因为白色体现着纯洁，马则有高贵、神勇的品格。

黑马 被体育界用来喻指那些潜心努力，不畏强手而一举成名的后起之秀。典故源于 1831 年，英国前首相本杰明 · 迪斯勒利出版了一本小说，名叫《年轻的公爵》，小说中描述了一匹黑马，原被认为夺魁的可能性极小，但在比赛中一举获胜。

小马过河 则是大家熟悉的童话故事，老马要小马单独到河对岸送粮食。碰到松鼠时，松鼠告诉小马，水很深，昨天河里还淹死了它的兄弟，而大象告诉小马，水很浅，连大象的膝盖也没不住。借以教育儿童（不仅是儿童，也应包括成人）要自己动脑筋，学会思考问题。

马虎 这种动物并不存在。传说，古时候有个画家喜欢画虎，一次，刚画成一个虎头，有位朋友就请他画马，画家于是大笔一挥，在虎头下面添上了马身。朋友问他：“你画的是马还是虎?”画家说，“就叫马虎吧。”画家的大孩子问他，他漫不经心地答道：“是马”。二孩子问他，他又随便地称“是虎”。使两个孩子马虎不分。一日，二孩子看到一匹马，认为是虎，拉弓把马射死了；大孩子遇到一只老虎，却以为是马，想骑它，结果被虎吃掉了。于是，人们送画家一个外号叫“马虎先生”。

拍马屁 原是古代蒙古人的一种礼节风俗。古蒙古人凡是牵马与别人相遇，就要互相拍拍对方的马屁股，并连声赞道：“好马，好马。”并无阿谀奉承、谄媚巴结之意。如今，“拍马屁”再也不是表示友好的褒意，而称那些善于阿谀奉承的人。

野马追 是一种清热解毒、祛痰、定喘、降血压的中草药。传说战国时代，楚怀王麾下一名叫项伯的大将在征战中，由于兵马劳顿、水土不服，许多士兵和战马患上了支气管疾病。项伯的宝龙驹战马也未能幸免。在战马病重时，项伯就把自己的宝龙驹放归山野。不久，宝龙驹又生龙活虎地回到项伯身边。项伯根据宝龙驹吃的植物让战马和士兵食用，结果使全军恢复了战斗力。遂把这种植物起名叫“野马追”。

（原载2002年1月25日《中国体育报》）

马年马趣

马开汽车　在美国肯塔基州有一匹名叫“牛油糖”的马。这匹马能驾驶一部被改装的林肯牌汽车，并以时速 8 千米的速度在马路上行驶。改装后的汽车，方向盘置在车顶前方，车身则可以让马站立。该马上车后，会开动引擎，踏动油门，车子便平平稳稳向前驶进。遇到路上的行人或其他车辆阻塞时，它还会按动信号、发出警告。

最矮的马　德国菲乐特地区一个名叫夏特的人，养了一匹高度仅 50 厘米的马。这匹已完全成熟的马是从阿根廷进口的。阿根廷科学家培养出的这种奇特的小马，其身高一般在 100 厘米左右，体重十几千克。英国有种谢特兰马，身高在 40 ~ 70 厘米，体重 10 ~ 15 公斤，长得玲珑可爱。矮马成为各国王公贵族的宠物。

赛马　赛马是各国人民都非常喜爱的娱乐活动之一，也是世界上历史最悠久的运动之一。《东周列国志》中，有田忌与齐威王赛马的故事。田忌屡屡失败。军事家孙膑给田忌谋略，用最下等的马与齐威王最上等的马比赛；用最好的马与对方中等的马比赛；用中等的马，与对方最末等的马比赛，这样一负二胜，总体上是赢家。现代赛马运动发端于 1776 年的圣莱杰赛。赛马首先由检查员检查马匹，然后骑手称量体重，到鞍具着装场听取驯马师的提示，同时由工作人员核实马匹。马手上马进入赛场，再接收工作人员检阅。赛后骑手还须再称量体重，还要提取优胜马及其他马匹的尿或涎水，以查明是否施用了违禁药物。

斗马　广西苗族有一个独特的节日——斗马节。一般用来参斗的马全都是公马。斗马开始，组织者从场外牵进一匹母马，再放进一匹公马，接着再放进一匹公马，于是围绕母马展开一场厮斗，直斗得尘土飞扬，天昏地暗，以一方落荒而逃方告结束。

马纪念碑 在匈牙利有一座铝铸的马塑像，是为了纪念第二次世界大战中牺牲的战马而建立的，塑像上的题词是：献给忠诚的战友。

马邮 在现代化交通工具问世之前，很长一段时间都是由马匹完成的。我国古代供传递公文的人或来往官员使用的马被称为驿马。俄国在十世纪就有了马邮，1824 年马邮达 56000 匹，通邮最远的距离为 1836 千米。有趣的是在英国首都伦敦，如今还能看到骑马送信的邮差。由于伦敦汽车成灾，每天上下班高峰时，市内交通要道汽车排成长蛇阵，象蜗牛一样爬行，乘车的速度比步行还要慢。在这种情况下，伦敦许多邮电局纷纷采用骑马的方法投递邮件。

（原载 2002 年 2 月 18 日《中国民航报》）

羊年颂羊

2003年，农历癸未年，是十二生肖的羊年。

人与羊有着密切的关系。在人类还没有驯化羊以前，羊已是原始先民主要的衣食来源了，这从狩猎时代大量的猎羊岩画中可以了解。大约一万年前，人类驯化了山羊和绵羊，从此，羊与人共相伴直到今天。羊不仅在人类物质生活方面占有相当重要的地位，同时与人类精神生活也有着密切的关系。许多国家和地区都有有关羊的神话、传说、故事及风俗、习惯，羊常被人们赋予某种特殊的意义，羊文化渗透人们生活的方方面面。

羊代表吉祥、善良、美好。古时“羊”与“祥”是相通的，“善”与“美”的本义也均与羊有关。汉代董仲舒《春秋繁露·执贽》中对羊进行了最好的赞美：“羔有角而不任，设备而不用，类好仁者；执之不鸣，杀之不啼，类死义者，羔食于其用，必跪而受之，类知礼者。故羊之为言犹祥与”。正因羊具有了如此的秉性，羊被人赋予美、祥、仁、义、礼等象征意义。因而古时士大夫们以羊为贽，以羔裘为朝服，意思是德也要如羔羊。

历史上，“苏武牧羊”的故事至今仍在传诵。苏武是西汉人，汉武帝天汉之年（公元100年），苏武以汉中郎身份执旌旗节出使匈奴。他一到匈奴，便被匈奴扣为人质，并逼他投降。苏武拒绝投降，匈奴单于就将他放逐到北海（今贝尔加湖）牧羊，并且说，“等到公羊生了羊羔的时候，就放你回去。”苏武手持汉使的旌节，在贝尔加湖边牧羊，没有东西吃的时候，就挖鼠洞里的粮食和草根吃。就这样苏武在匈奴流落了19年，才被放回去。

苏武因坚持民族气节而名重后世。宋朝民族英雄文天祥就曾写《羊诗》歌颂苏武的精神。诗中写到：长髯主薄有佳名，羊首柔毛似雪明。牵引驾车如卫玠，此教起石羡初平。出都不失成君义，跪乳能知报母情。千载匈奴多喂养，坚持苦节汉苏卿。这首诗也可以说是民族英雄文天祥的自喻诗。

在现代颂羊诗中，我收藏的1991年2月17日《北京晚报》梅竹作《羊年颂羊》不失为一篇佳作，诗中赞到：来兮彼羊！义道吉祥。温驯仁和，雍容大方。死生知命，不忧不伤。赎身济世，无怨无藏；不唯其肉，还有肝肠，家餐宾宴，烤涮鲜香；骨看为磷，肥田丰粮；其毛大用，织毯织裳；以皮制鞋，以皮为装，青年美仪，新潮时尚。莫谓无知有序有行。咩咩昵友，声情悠扬。幼知跪哺，母恩不忘。莫谓无勇，险峰敢攀。昔助秦皇，负砖筑墙。头生有角，抵撞攻防。莫谓无文，笔写文章。擅长书画，历史久长。伟哉斯年！功实无量。

我国古代有一首著名的民歌："敕勒川，阴山下，天似穹庐，笼盖四野。天苍苍，野茫茫，风吹草低见牛羊。"在祖国的西藏就有山羊驮土建大昭寺的传说。藏族同胞吃羊肉，穿羊皮袍，睡羊皮垫，烧羊粪火，背羊皮袋，无论是农人还是牧人，终日与羊为伍，与羊结下了不解之缘。现在在一些地区还有用羊驮运东西的。西藏藏戏艺人和说唱艺人戴的白面具，也是白山羊皮制成，他们认为这样可以带来吉祥欢乐。

羊的全身是宝，羊肉，气味苦、甘、大热、无毒，俗话说，"人参补气，羊肉补形"，羊肉是冬令美味，其营养价值极高，其肉质细嫩，肥肉少，胆固醇含量低，是强壮滋补之佳品。羊奶中人体所需的氨基酸、矿物质含量丰富，所含蛋白质、脂肪、乳糖、钙、磷等营养成分，分别接近或高于牛奶的水平。羊奶的脂肪球比牛奶少，人吃了比牛奶更易消化、更适于婴儿、老年人、病人食用。羊毛是用途广泛的轻纺工业原料。羊皮，更是制造各种皮衣的重要原料。羊粪中的氮、磷、钾含量高，易于发酵熟化，肥效大而持久，是改良土壤的有机肥料。

羊毛、羊角、羊骨、羊内脏、羊乳、羊脂、羊齿、羊屎等都具有很好的食疗和药用价值。羊肝具明目的作用，羊脂主治虚老、肌肤枯憔等症。羊乳治疗身体虚弱、润心肺、消渴、补气益神。羊头骨治小儿惊痫；胫骨治牙齿疏活、疾痛，脊骨补肾虚，尾骨明目；羊血具有解毒作用。羊胃中的草结——羊腹子也有主治翻胃的功效。

（原载 2003 年 2 期《中国卫生》）

羊年说羊

（一）

山羊 体较狭、头长、颈短，角为三棱形呈镰刀状弯曲。颌下有须，喉下常有肉髯。尾短上翘。毛粗直，多系白色，也有黑、青、褐或杂色。性活泼，喜登高，以短草、灌木和树叶为食。寿命15年左右。主要用于产肉、乳和毛皮，山羊绒是毛纺工业原料之一。

绵羊 体躯丰满，毛绵密，多为白色。其头短，公羊多为螺旋状大角，母羊无角或角细小。喜食短草。其尾形不一，有长瘦尾、脂尾、短尾、肥尾之分。胆怯、合群性强。寿命为25年左右，主要用于产毛和肉。

岩羊 也称“崖羊”。体长约1.2米，头长而狭，耳短小；角粗大，先向上，再向两侧分开，然后指向后方。冬天，它的体毛呈土黄褐色，两颊和腹部呈白色。岩羊行动敏捷，善跳跃。

黄羊 角短，上有轮嵴；颈细长，尾短，肢细，体毛以棕黄色为主，腹部为白色。一般栖于丘陵、平原、草原和半荒漠地带。以草类和灌木为食。

羚羊 四肢细长，蹄小而尖。有的雌雄均有角，有的仅雄性有角。一般生活在旷野和荒漠，有的栖息于山区地带。羚羊种类很多。产于我国的有原羚、膨喉羚、藏羚和斑羚。藏羚是我国一级保护动物。

青羊 形似家养山羊，颌下无须，角小，冬毛为黑色或深棕色，夏季毛色较暗。常栖于山顶岩石间，善跳跃。其毛皮可做皮衣，肉可食用。

（二）

水羊　在索马里西南部的吉尼亚，有一种能生活在水中的羊。这种羊比生活在陆地上的羊大两三倍，双角弯长，眼睛发红，由于肚子下面有浓密的托毛，所以能在水中生活，水羊终年生活在水里，既可食用，也可作渡水的工具。当地人的住房附近的水沟或小河边筑有养羊的“水场”，供它栖息。

绵山羊　英国剑桥动物研究中心的遗传学家，培养出一种长有绵羊角的公“山羊”。他们先将公山羊的胚胎植入母绵羊的胚胎细胞，再把获得的混合胚胎移植到母山羊或母绵羊身上。结果，其后代具有公山羊的性表现，但不能繁殖。

绵羊猪　英国爱丁堡科研机构的科学家们，利用遗传工程培养出一种新的家畜——绵羊猪。它是利用猪和绵羊杂交成的。外表似羊非羊，似猪非猪。人们从它身上不仅能够得到火腿和香肠，还能得到优质的羊毛。

彩色绵羊　哈萨克斯坦的育种专家们，根据毛色的遗传原理，给绵羊吃微量金属元素，经过多年的培育，育出了一批彩色绵羊。它们的毛色有银灰色、金黄色、蔚蓝色、玫瑰色、淡紫色、雪青色、琥珀色、古铜色等。这是由于哈萨克地区的草和水具有特殊成分，再加上气候特别干热的结果。彩色绵羊毛色鲜艳，不易退色，是毛纺织品的上等材料。

马头羊　湖南武陵山区有一种马头羊，它个体高大，头上无角，形状似马，繁殖力高。这种似马的羊，出肉率高，是优良的肉用羊种。

（三）

爱吸烟的羊　大连旅顺龙塘镇的龙塘渔港有一只吸烟上瘾的羊。这是一只灰黑间杂的小公山羊。有一天，一位港口工作的人员吸烟时，偶然发现这只山羊用鼻子贪婪地吸着他吐出的烟雾，进而山羊伸过头来靠近香烟，又吸又舔，随后把整根烟叼了过去，连火带烟全部吃了下去。后来有人把 9 根香烟全部点着，放在一个装着 10 多个烟蒂的烟灰缸里，结果仅用了一分钟就把这些烟和烟蒂全部吃光。

三角羊三得四角羊 据《新消息报》2002 年 8 月 16 日报道，在银川附近，一家老农养的羊生下一只三只角的母羊，这只母羊已生育三胎，每胎都有一只四角的小羊。

神羊的传说 广州别称羊城，这一别称源于古代传说，远古时期，曾有 5 位仙人，骑着 5 只仙羊，携带仙谷穗降临广州。从此，广州年年五谷丰登，六畜兴旺，再也没有饥饿和灾荒。为纪念 5 位仙人，人们便把广州称为“羊城”或“五羊城”，并在广州市越秀山塑起一座五羊石像，成为广州特有的标志。

请羊“剪草” 欧洲核子中心大片被隔离网围起来的空地因长期无人照料而杂草丛生，从 1966 年起，他们用放养羊群的办法来代替“剪草机”。每年节约大约 10 万瑞郎的开销，请羊“剪草”既保持了生态平衡，又美化了环境，可谓一举两得。后来，日内瓦联合国万国宫内的草坪也开始放养羊吃草。由于羊吃草不安分，把草坪掀得东一块西一块，只好改成了牛“剪草”。

（原载 2003 年《我在高原》）

羊年说斗羊

斗羊比赛是深受突尼斯人喜爱的一项独具风格的民间娱乐活动。据说至今已有1000多年的历史。而现在，逢年过节都要举行，为吸引外国游客和发展旅游业，1975年突尼斯还成立了全国斗羊联合会。斗羊比赛规则类似拳击、摔跤的比赛规则。按羊的体重分为次轻量级、轻量级、中量级、重量级和超重量级五个等级。年龄上规定只有5~12岁之间的公羊才有参赛资格。比赛规定在每场比赛的限定时间内，如果经过25个回合的较量仍不能分出高低，裁判员有权决定再增加5~10个回合的比赛。还规定，每只羊每年最多参赛6次。在比赛过程中，其中一方被对方致伤或击倒，临阵脱逃或不敢迎战，或主人怕继续搏斗下去有受伤的危险而手挥白色毛巾以示中止参赛，都算战败。胜方的主人通常获得奖杯或奖金。

在我国山东梁山水泊一带也非常流行斗羊。斗前，两只羊要先相互认识一下，就好比两位拳击运动员，先碰碰头，用舌头舔对方的脸，然后振奋精神，炸毛发威，双方用角相互豁抵，攻击对方，达到怒不可遏时，斗羊就开始了。

斗羊分为“自由式”和“带领式”。如果双方主人顺其自然，不加干涉，就是“自由式”。两羊急速后退，待有一定距离时，又都凶猛地冲向对方，只听“咔”的一声响，四角触在一起。一个回合结束，各自再后退，再决斗。一个回合接一个回合，直到一方败北或者主人拉开为止。

“带领式”是由双方主人牵着赛羊朝相反方向走去，相距一二十米或更远，猛然回头，两只羊直冲对方，两头四角抵在一起。主人挥鞭指路，高声扬威，赛羊横冲直撞，此时，“猛如虎，狠如羊”的情景展现出来。

（原载2003年《我在高原》）

甲申说猴

在十二属相中，猴与人有着最密切的联系，它常被人赋予智慧和灵气。

猴，因其“先祖”——齐天大圣孙悟空的神通而名声赫赫，因此素有金猴、神猴、灵猴之称。

在古典小说《西游记》中，孙悟空原是东胜神州傲来国花果山中的一块仙石。这仙石高三丈六尺五寸，围圆为二丈四尺，应周天三百六十五度和二十四节气；石是有七窍八孔，应九宫八卦。仙石受天真地秀，日精月华，有了灵通之意，便内育仙胞。有一天仙胞迸裂，产一石卵，见风后，化作一个石猴。石猴和一群猴子在一起玩耍，发现了一股瀑布飞泉。有猴提议，有本事的转进瀑布去寻源头，大家便拜他为王。结果是石猴跳了进去，发现了瀑布后边的水帘洞。于是，众猴拜石猴为“美猴王”。这美猴王又漂洋过海，由南瞻部洲到西牛贺洲，在灵台方寸的斜月三星洞拜了须菩提祖师为师。须菩提祖师为美猴王起了孙悟空的法名，使其通了法性，并授与他七十二变化和“筋斗云”。回到花果山后，孙悟空先除了强占水帘洞的混世魔王，然后到东海龙宫向东海龙王敖广借兵器，得到了“如意金箍棒”。有一天，孙悟空喝酒喝的酩酊大醉，冥冥之中，他被两个勾魂鬼拿到了幽冥界（阴曹地府）。孙悟空恼了，用金箍棒将两个勾魂鬼打成肉酱，吓跑了牛头马面，逼出了阴间十冥王。孙悟空登上森罗殿，让十王命判官取出生死簿来。孙悟空在生死簿上查到自己的名字，便用浓墨把猴属一类的名字一笔勾去，自此孙悟空的寿数不再受阴间掌管。怀恨在心的龙王和冥王状告到天庭的玉皇大帝处。玉皇大帝本要派兵捉拿，但被太白金星阻拦。玉皇依太白金星所奏，同意对猴王进行招安。猴王来到天庭，被封为“弼马温”，为玉皇管养天马。后来被周围的监官说破，猴王一怒之下反出天庭，又回到花果山，自称“齐天大圣”，结果引来天兵天将的围剿。猴王打败了巨灵神，大伤了六臂哪吒，神威震动天庭。玉帝又只好依太白金星之言，降下招安旨，给了猴王“齐天大圣”的名号。但过后不久，不安分的猴王又扰了王母娘娘的“蟠桃盛会”。这个齐天大圣，吃蟠桃、喝仙酒，误闯太上老君的兜率天宫，偷吃了老君的金丹，然后又回到花果山。这一次，玉帝大怒，派出十万天兵天将。但猴王全然不惧。最后还是二郎神率梅山六兄弟出马，再加天兵天将助战、天狗偷袭、仙道暗算，才将猴王擒住。但玉帝依然制服不了猴王，直到如来佛祖出面才将猴王镇在五行山下。后保护唐僧西天取经，扫荡无数妖魔鬼怪，成为“斗战胜佛”。

由于小说的媒介，神猴孙悟空成为家喻户晓的人物，也成为万猴之王、万猴之祖，还成为天下属猴人的骄傲。“孙悟空”便被视为神通广大、不惧神魔者的代名词。二十世纪六十年代，面对国际风云变幻，毛泽东写下了“金猴奋起千钧棒，玉宇澄清万里埃”的豪迈诗句。

猴，实际是一种泛称，它包括灵长目的所有兽种。猴分为两大类群，即狭鼻亚目（旧大陆猴）和阔鼻亚目（美洲猴）。大多数树栖，成群活动。长臂猿、猩猩、黑猩猩、大黑猩猩也被视为猴属。猴类的掌与脚各具五趾（指），且大脑均较大。

1859 年，达尔文的《物种起源》发表，确立了唯物主义的生物进化观点。人们开始了解，人类是通过劳动从猿进化到人的；因此，人类与猿猴也就有了亲缘关系。猴给人的印象是，灵敏、聪明、顽皮。以猴比喻人，说一个人顽皮、好动，就是“猴子巴叽的”；说一个人精明、奸猾，就是“猴精猴精的”、“猴奸猴奸的”，或者是“长了毛比猴还精”；说人长得委琐、面颊瘦，就是“尖嘴猴腮的”；说某种势力垮台后，所依附的人便一哄而散，叫做“树倒猢狲散”，“猢狲”为猕猴的一种。

有一个著名的故事叫做“猴子捞月亮”。说的是有一天晚上，一群猴子在树上玩耍，其中一个猛一低头，发现月亮落到井里了。于是这个猴子喊起来：“月亮掉到井里了！”众猴一看，果然如此。她们决定把月亮从井里捞上来，便由一只力气大的猴子攀住树枝，其余的猴子一只拉一只，组成一条“猴链”，一直垂入井中去捞月亮。结果是怎么也捞不上来。正当众猴腿酸胳膊乏，快要坚持不住的时候，一只猴子抬起头来，发现月亮依旧挂在空中，于是，这场“猴子捞月亮”的喜剧便结束了。

故事告诫我们无知会导致做劳而无功的事，很难达到动机与效果的统一，结果还会常常遭到讥笑。

在人类的生活中，一些植物、事物和语言词汇都能反映出与“猴”有着密切的关系。如成语：心猿意马、杀鸡吓猴等。又如歇后语，猴子照镜子——得意忘形，猴子进公园——供人观赏，孙悟空当上弼马温——不管官大小，孙悟空的金箍棒——随心所欲等。有一种在树上生长的蕈，形似猴头，人们称它为“喉头菇”，非洲还有一种树木被称为“猴面包树”。在体育文体活动中，女孩子玩耍跳的橡皮筋被称为“猴皮筋儿”，看猴子耍的马戏叫“猴戏”。1747 年，德国萨克森地区的迈森瓷厂创作了一组塑像，是由群猴组成的。这群猴子穿着华丽的 18 世纪彩色礼服，站在花卉组成的饰金漩涡形成的座上，其中的一只公猴担任指挥，四只母猴在演唱，其他的猴子各自在演奏着一件乐器。这就是法国 雕塑家约翰 · 坎德勒彼得 · 赖塑造的猴子乐队的陶瓷。

（原载 2006 年《白写集》）

酉年话鸡

鸡为鸟纲、雉科家禽。其喙短锐，有冠及肉赘。翼不发达，但脚健壮。公鸡善啼，好斗，羽毛美艳。母鸡5至8月龄开始产蛋，每年产百个至二三百个不等。寿命约为20年。

鸡与人类的关系十分密切，考古发现，早在8000年前，我国已是养鸡大国。在古代，鸡作为殉葬品。在婚俗中，有的地方用鸡作陪嫁，一是取鸡与“吉”的同音口彩，图个吉利；二是因鸡有文、武、勇、仁、信五德，象征新人具有良好的品质。用九尺红绳栓鸡，既取红色的吉意，又用“九”与“久”的谐音，隐喻夫妻“永久”。“抱鸡”的婚俗是让一小男孩抱只母鸡送新人；“宰鸡”的婚俗是让迎亲的新郎官在女方面前当众宰鸡，滴血罚酒；“合啼鸡”的婚俗是让一只漂亮的大公鸡穿梭于男女双方嫁娶的全过程；“公鸡拜”的婚俗是让公鸡代替出海未归的新郎与新娘拜花堂。其他民俗中也有与鸡有关的内容，如浙江金华一带“七月七，杀雄鸡”，意为把报晓的公鸡杀掉，牛郎织女可以永远不分开了；河南一带“十月一，杀小鸡”，说是鸡血有“驱鬼避邪”的作用；陕西扶风正月二十以后母亲要给儿子缝制“小布鸡”，祈求孩子一年不生病；东南一些地方五月初五要为孩子戴“鸡心香袋”，因“鸡心”与“记性”音相近，希望孩子记性好，长大有出息；云南和广西一些少数民族地区每年都要举行“斗鸡”活动，气氛热烈；西班牙把每年6月的最后一天定位“鸡节”，这一天要为鸡舍消毒，在鸡舍周围种野花，还给鸡好饲料吃。

在关于鸡的故事中，令我们难忘的当是“歃血为盟”和“百鸡宴”。

古代举行盟会时，与会人在嘴上涂上牲畜的血，来表示诚意，即“歃血为盟”。后来，人们不再用牲畜的血涂嘴，而是当场杀鸡，将鸡血滴入双方的酒中，再喝下去。于是，喝鸡血成了歃血结盟的仪式，从而也表示肝胆相照、生死不变的诚意。红军长征途中，刘伯承将军便与彝族首领小叶丹结为兄弟，共同喝了歃血为盟的鸡血酒，使红军顺利通过了彝族地区。

“百鸡宴”是小说《林海雪原》中的故事，匪首坐山雕在匪巢威虎厅摆下一个“百鸡宴”来为自己庆祝六十大寿，本意是一百个吉祥如意，结果被少剑波率领的小分队来个奇袭，在打入匪巢的英雄杨子荣的配合下，小分队全歼坐山雕匪帮。

在《汉语成语词典》中与鸡相关的词汇有近30条。在我们生活中还有大量由鸡引发的歇后语。如鸡虫得失、鸡飞蛋打、鸡零狗碎、鸡毛蒜皮、鸡鸣狗盗、鸡犬不留、呆若木鸡等；又如鸡蛋碰石头——不自量力，鸡骨头熬汤——没多大油水，黄鼠狼给鸡拜年——不安好心等。闻鸡起舞是勤劳的中国人民的美德。金鸡高唱，告诉人们新的一天开始了。旧时，农家难得有钟有表，雄鸡便是他们的时钟。日出而作，日落而息，是昔时农家的写照。由于贫穷、闭塞、交通不便和没有空闲，几千年来，农家大都过着“鸡犬相闻，老死不相往来”的生活。直到有了“雄鸡一唱天下白”的时代，“面朝黄土背朝天”的人们才把视野打开，才用钟表代替了几千年报晓的家禽。

在我们的生活中，许多事物也是与“鸡”有关的，如鸡冠花、鸡毛店、鸡毛信；鸡眼、鸡胸、鸡皮疙瘩；鸡尾酒等。

鸡的贡献首先为食用。母鸡，曾是农家妇女的“钱罐子”。没钱用了，从鸡窝里捡出几个蛋来，换取几许盐、酱油、醋；所以，人们爱养母鸡，其目的就是要鸡多下蛋。如今，农家的“钱罐子”大了，生财之道多了，养鸡专业户应运而生。养鸡，不再仅仅是补贴生活，吃鸡蛋食鸡肉成为大众食品了，而且是可以发财致富的门路。

鸡肉含有丰富的营养，蛋白质含量高达23.3%，高于猪、牛、羊肉；脂肪的含量仅有1.2%，低于一般的畜禽肉。这表明，食鸡肉不仅会使人体强健，还不会使人发胖。1997年5月，香港发现人类首例感染“禽流感”的病人，鸡被定为“元凶”，一时间食鸡量直线下降了。这说明，做好畜禽饲养的卫生防疫、重视禽流感的预防工作十分重要，但也不必谈“禽”色变、望“鸡”生畏，失去接受营养的好机会。我国吃鸡的讲究也很多，如广州人待客必杀鸡，吃鸡时鸡头对准谁，谁就交好运；山东人在红焖鸡上摆个鸡头，对准客人和长者，表示尊贵，因为“万物人为贵”；湖南人则相反，献给客人和长者的是鸡尾，鸡头留着自己吃；北京人要给客人和长者吃鸡腿，认为吃鸡头是不礼貌的。

鸡的全身都是宝，具有很高的药用价值。鸡肉温中、益气、补精、添髓。适于虚劳羸瘦、脾虚食少、消渴水肿、崩漏带下、产后缺乳、病后虚弱的患者。用鸡疗疾，不同的病采用不同的鸡种：雌乌鸡治积劳损伤、肾虚耳聋；雄乌鸡疗虚弱老伤、心腹邪气；黄雌鸡添髓补精、止泄止痢；白鸡利小便，去丹毒风；黑雌鸡安心定志，为产后增乳；丹雄鸡补益温中，主治久伤乏力；反毛鸡攻呕吐反胃、消化不良。鸡血祛风、活血、通络，治小儿惊风、口眼歪斜、目赤流泪、痈疽疥癣。鸡肝补肝肾、治肝虚目暗、小儿疳积、妇人胎漏。鸡肠治遗尿、遗精、白浊、痔漏。鸡胆治百日咳、慢性支气管炎、小儿菌痢、湿疹、痔疮。鸡嗉治噎嗝不通、小便不禁、发背肿毒。鸡内金入药最多，为消积滞、健脾胃的良药，治疗食积、腹胀、呕吐、反胃、疳积、羸瘦、消渴、遗尿、喉痹、乳蛾、牙疳、口疮效果最好，尤适于小儿。

鸡蛋是鸡给人们生活中带来的含有丰富营养的食品。1枚普通鸡蛋约含蛋白质6克，脂肪4~5克，钙的含量相当于250克猪肉，维生素含量也很完备，尤其是维生素D的含量较高。鸡蛋同样具有药用价值。蛋清具有清热解毒、润肺利咽之功，蛋黄则具有养血熄风、滋阴润燥之功。

（原载2005年1月10日《北京娱乐信报》）

鸡年话鸡　药食俱佳

2005年是鸡年。鸡为六畜之一，历来被国人视为吉祥的象征。鸡的浑身都是宝。被人们称为“营养之源”、“济世良药”。

鸡肉：益气养血，滋养补血。治虚痨羸瘦、胃呆食少、泻痢、消渴、水肿、小便频数、崩漏、带下、产后乳少、病后虚弱。

鸡蛋：性味甘平，养阴益血，补脾和胃。用于血少精亏、乳汁减少、热病烦闷、燥咳声哑、目赤咽痛、病后体弱等。蛋清，清火消炎；蛋黄，养阴宁心，润肺补脾；蛋膜，养阴润肺止咳；蛋壳，止血。

鸡血：养血和血，补血安神。治小儿惊风，目赤流泪。对妇女月经不调、功能性子宫出血、哮喘、溃疡病、慢性肝炎等疾病，有一定疗效。

鸡肝：补肝明目，益肾安胎。用于肝虚目昏、视物不清、阳痿不举、小儿疳积、妇人胎漏等。

鸡心：补心养心，和血安神。治心慌气短、出汗乏力、心慌失眠等症。

鸡肾：补肾益精，强阳壮骨。适于头晕眼花、健忘失眠、腰膝酸软、五心烦热等症。

鸡脑：补脑填髓，养心镇惊。可治心虚胆怯、多梦易惊、小儿惊悸。

鸡油：消炎润肤。可治烫伤、烧伤。

鸡骨：能疗疮解毒，止痒杀虫。

鸡内金：消食积、健脾胃、止遗尿、化结石。用于食积不化、小儿疳积、尿路结石。

鸡胆汁：泻火解毒，止咳明目。治疮疡、咳嗽、疟疾。

此外，以乌鸡和其他中药制成的乌鸡白凤丸，是我国著名的古方中成药。对妇女痛经，月经不调和赤白带下等有显著疗效。鸡对有毒气体非常敏感，如果把鸡带到矿井深处，可以起到瓦斯报警的作用。战争中，鸡不仅可以改善伙食，而且可以辅助用来检验周围环境是否有神经毒剂。

（原载2005年3期《家庭健康》）

鸡年、鸡诗和鸡联

春节一到，就是农历乙酉年，酉属鸡，所以又叫鸡年。鸡的身体虽在六畜中最小，但在《三字经》中却把鸡排在第四，“马牛羊，鸡犬猪，此六畜，人所饲。”可见人们对鸡的重视。世界上的鸡有276种，另有554个亚种。我国占有56种，约占世界鸡类的1/5。我国是世界上养鸡最早的国家。考古发现，早在8000年前，我国已是养鸡大国。早在公元前1400年的文献中就有记载。公元前2500年前，我国龙山文化时期的遗址中，就发掘了陶鸡。在五千年前的磁山文化遗址中已有家鸡骨骼出土。殷商时期的甲骨文中，就有了“鸡”字。

鸡谐音“吉利”，鸡年的“鸡”一下子就成为人们的常用词，鸡的形象也成了喜庆的象征。在古代，鸡曾被作为殉藏品。在婚俗中，有的地方用鸡作为陪嫁。如今，浙江金华一带“七月七，杀小鸡”，意为把报晓的公鸡杀掉，牛郎织女就可以永远不分开了。河南一带“十月一，杀小鸡”，说是鸡血有“驱鬼辟邪”的作用。陕西扶风有正月二十母亲为儿子缝制“小布鸡”的习俗，祈求孩子一年不生病。我国东南沿海有些地方五月五为孩子戴“鸡心香袋”，因“鸡心”与“记性”音相近，希望孩子记性好，长大有出息。云南和广西一些少数民族地区每年都要举行“斗鸡”活动。西班牙把每年6月的最后一天定位“鸡节”。

在我国悠久丰富的历史文化宝库中，有关鸡的诗词佳句非常有趣，下面采撷数则，以助鸡年雅兴。

不为风雨变，鸡德一何贞。

意为歌颂鸡鸣不为风雨所阻的贞德情操。

鸡声茅店月，人迹板桥霜。

意为雄鸡已经报晓，残月还挂在茅店上方，早行人踏过结着薄霜的木板桥，留下一行脚印。

鸡鸣村巷白，夜色归春田。

意为鸡叫时村子里就空无一人了，人们直到暮色苍茫的时候才从田里归家。

人家在何许？云外一声鸡。

意为山高林密，峰回路转中，人家在何处？忽然从白云深处传来一声鸡的叫声。

鸡与鸡并食，鸾与鸾并枝。

借喻人与人交友的道理。

白米白鸡啼白昼，黄村黄犬吠黄昏。

意为白米镇一只白色的雄鸡在白天鸣叫，黄村镇一条黄狗在黄昏的时候狂叫。

风雨如晦，鸡鸣不已。

《诗经·郑风·风雨》中的这句诗，用风雨交加、天气昏暗、群鸡乱叫形容当时社会的黑暗。

（原载 2006 年《白写集》）

鸡德赞

我国农历2005年是乙酉年，酉，鸡也。在十二生肖中，鸡的高尚品德是值得称赞的，也是值得人们学习的。早在西汉前，人们就认为鸡具有“文、武、勇、仁、信”五德。称赞鸡“头戴冠者，文也；足搏距者，武也；敌在前敢斗者，勇也；见食相呼者，仁也；守夜不失时者，信也”。

鸡是非常讲诚信的。它的时间观念非常强，雄鸡高唱，天将亮就叫，告诉人们新的一天开始了，该起床了。无论是春夏，还是秋冬；不管是晴天，或是阴雨天气，从不误时。旧时，农家没有钟表，雄鸡便成了他们的时钟。如今，不少农家有钟有表了，雄鸡仍然一如既往，守信报时。

鸡是美丽的。雄鸡有红红的鸡冠，丰满的羽毛，鲜艳的色彩。母鸡不仅美丽，而且温顺、勤劳，会下蛋，孵小鸡。小鸡更可爱，毛茸茸的羽毛，叽叽的鸣叫声，非常遭人喜欢。鸡就是上了餐桌，其味道也是很美的。

鸡是“谦虚”的。鸡就是鸡，它从来不把自己当凤凰，把自己的位置摆得很正确。鸡入汉语词汇的，为数不少，但鸡很少出神入仙、为魔成妖。有人说母鸡下个蛋就“个个大、个个大”的叫，这还不够骄傲的吗？其实那是在提醒主人及时保护好劳动果实。

鸡是勇敢的。人们利用鸡敢于拼搏的精神斗鸡取乐，甚至赌博。斗鸡非常勇敢，总有那么一种勇往直前的精神。两只大公鸡一相遇，对视片刻之后，恶战随之而起。它们时而用翅膀猛打对方，时而腾空而起猛啄进行“空战”，时而又冲过去狠叼对方的羽毛死死不放。斗鸡很少有结局，它们只要一息尚存，哪怕血流如注，双眼皆瞎，也要奋战至死，决不认输。

鸡是勇于吃苦耐劳、团结奉献的。在农家，鸡总是非常勤快，自己找食吃。当鸡找到食物的时候，它总是招来伙伴一起享用。母鸡做“妈妈”的时候，总是那样的尽职尽责。鸡对人们的要求很少很少，却把它的全部奉献给了人类。

（原载2005年3期《山东卫生》）

幽默一笑别狗年

狗年不轻松。年初，南京举办狗展；岁尾，北京市严格限制养犬规定出台。其间，禁狗宠狗，众说纷纷。现狗年即将过去，何不拿“狗”幽默轻松一下。

清乾隆时，一次权臣和珅与纪晓岚在花园饮酒突然有只狗从旁边跑过。和珅故意问：“是狼（侍郎）是狗?”当时纪晓岚官居侍郎，和珅官居尚书。纪晓岚随口答道：“垂尾是狼，上竖（尚书）是狗。”纪晓岚机敏过人，不愧为清代第一才子。

从前，有个苛刻的地主找了一群孩子为他种蒜。这地主不仅克扣工钱，而且还让孩子们吃黑馍，喝稀菜汤。但他又怕孩子们拿着黑馍出去吃，让别人看见，说他吝啬，于是他就对孩子们说：“吃饭不要出去；出去狗会咬哩!”孩子们很会同地主斗智。他们把蒜头朝下种在了地里。过了几天，地主去地里一看，别人跟他一天种的蒜都长出来了，可是他的蒜一头也没有长出来。他急忙问孩子们是怎么回事，孩子们说：“它们不敢出来，出来怕狗咬哩!”

屠夫和律师也曾因狗闹过一个笑话。有一条大狼狗经过一个屠夫的店铺时衔走了一块肉。屠夫认得这是邻居一位律师的爱犬，于是就到律师家里说，“律师先生，我想问你一件事，有一条狗偷走我店内一大块肉，我可以向狗的主人索回肉钱吗?”律师并不知道是自己的狗做了案，即刻答到：“当然可以。”“那好，先生，是您的爱犬偷了我的肉。”屠户说，“这是很大一块精肉，足有3斤。三八二十四，您该付我24元。”律师如数付了钱，屠户非常高兴。但他很快就又收到一纸催款通知：“屠户先生，您关于狗衔肉的咨询费50元整。限3日内偿清。”

朋友，狗年累了，让几段关于狗的笑话带给你轻松愉快!

（原载1994年12月17日《健康报》）

乳狗噬虎

——与狗有关的成语辑录

2006年，是我国的农历丙戌年，即狗年。我国狗文化非常丰富，其中与狗有关的成语有40多个，其中有褒义的、中性的，但大多是贬义的。现采撷数则与朋友们共飨。

乳狗噬虎 比喻关键时刻，力弱者也能够不计利害进行搏斗。

鸡犬不惊 形容纪律严明。

犬马之劳 形容心甘情愿为别人效力，就像狗和马一样。

犬牙交错 比喻事物的复杂性，像狗的牙齿那样参差不齐。

狗头军师 比喻在背后出谋划策、出坏主意的人。

狗仗人势 比喻走狗、奴才仗着主人的势力欺压他人。

狗血喷头 比喻骂得很厉害，如同用狗血喷在人的头上。

狗尾续貂 比喻不好的东西续在好的东西后面。

狗苟蝇营 形容如狗那样无耻，似苍蝇那样钻营。比喻追求名利，不顾廉耻，无所不为。

狗急跳墙 比喻坏人走投无路时不择手段地蛮干。

狐群狗党 比喻勾结在一起的坏人。

狐朋狗友 形容一起干不正当事情的朋友、伙伴。

狼心狗肺 比喻人的心肠如狼虎一样贪婪、狠毒、凶恶。

鸡零狗碎 形容零碎的东西，琐碎的事情。

鸡犬不宁 比喻骚扰得十分厉害（与鸡犬不惊相反）。

鸡鸣狗盗 比喻不足称道的卑下技能。

陶犬瓦鸡 形容无用之物。

画虎类犬 比喻好高骛远，终无成就，被人作为笑柄。

淮南鸡犬 形容攀附别人而得势的人（相同意思的还有鸡犬升天）。

桀犬吠尧 指坏人的狗咬好人，比喻走狗一心为主子效劳。

兔死狗烹 兔子死了，连猎狗也被煮着吃了。比喻为主子效劳最后又被主子抛弃或杀害。

（原载 2006 年 3 月 16 日《保健时报》）

哈巴狗上轿

——有关狗的歇后语

2006年，是我国的农历丙戌年，即狗年。我国狗文化非常丰富，其中与狗有关的歇后语不少，现采撷数则以飨读者。

哈巴狗上轿　——不识抬举。指不珍视或不理解别人的好意。

狗咬尾巴　——团团转。形容工作繁忙无策、杂乱无章，十分着急。

狗咬碗橱　——吃不开。比喻能力小，不受欢迎。

狗咬吕洞宾　——不识好人心。比喻忘记了别人对自己的恩德，做出对不起别人的事情。

狗逮耗子　——多管闲事。比喻管了不该自己管的事情。

狗咬狗　——一嘴毛。形容两败俱伤，最后都没有好结果。

裁缝打狗　——有尺寸。比喻恰到好处。

狗肉包子　——上不了桌。比喻派不上用场。

狗等骨头　——急不可待。形容心情急切或形势所迫。

狗戴嚼子　——胡勒。形容说话办事情没有一点原则、规矩、章法。

狗戴礼帽　——装大人物的款儿。比喻虚伪、虚荣。

狗撵鸭子　——呱呱叫。赞扬可以、好。

狗长犄角　——羊式的。比喻跟外国学来的。

狗咬刺猬　——无法下口。形容工作没有头绪，没有办法。

狗掀门帘儿　——全凭一张嘴。指吹牛皮，没有实干精神。

（原载2006年3月9日《保健时报》）

狗不嫌家贫

——与狗有关的谚语辑录

2006 年，是我国的农历丙戌年，即狗年。我国狗文化非常丰富，其中与狗有关的谚语不少，现采撷数则以飨朋友。

狗不嫌家贫 赞扬狗“不嫌贫爱富”的品德。比喻忠贞、可靠。

打狗看主人 比喻做事情一定要考虑那人的背景，考虑他的后台人物或势力，顾及后果。

打狗不看主人面 形容做事情没有考虑背景人物（与“打狗看主人”意相反）。

打不着野狼打家狗 意为窝里斗。斗不过对手拿自己手下人出气。

狗肚里藏不住热脂油 比喻肚子里装不下一点事儿。

挂羊头卖狗肉 意为名不副实，挂个好牌子，卖的则是假货。形容言行不一，表里不一，嘴上说的好听，其实，完全在干损人利己的事情。

无马狗拉犁 比喻没有合适的人选，只好用差一点来凑合。

好狗不挡道 好狗是不会躺在路上阻碍交通的。

狗改不了吃屎 比喻坏人的本质或人的不良习惯不容易改掉。

喂了狗，咬了手 比喻好心没有得到好报。

人怕输理，狗怕夹尾 形容没理的人会遭到非议，处境非常尴尬。

人狂有祸，狗狂豹子拖 教育做人要谦虚谨慎，不要得意忘形。

狗不上前用食喂，马不上套用鞭打 比喻要根据不同的对象，采用不同的方法。

（原载 2006 年 3 月 2 日《保健时报》）

狗年话狗趣

狗是与人类生活关系最密切的动物之一，人类饲养狗的历史有一万年以上。和狗亲近，会让人感到一种无法言喻的愉悦。对于单身者、老年人和孩子来说，狗是贴心好友，他们可以向狗倾诉自己的感受。在某种程度上，狗甚至成了他们精神的支柱。临床实验表明，狗对于平衡病人的心态起过很大的作用，它也可以帮助初愈的患者恢复体能。

最重的狗　美国威斯康星州奥柯诺莫沃克一位叫布鲁纳的医生，曾养了一条圣伯纳得狗，体重达到133.8公斤，据说，是目前世界上发现的最重的一条狗。

寿命最长的狗　狗的寿命一般不会超过20年，英国林肯郡州一位名叫杰米斯·汉克斯的人，养了一条名叫阿君但的黑狗，活了37年零3个月，堪称狗中寿星。

最富的狗　德国曾经有一位女伯爵在病故的时候留下遗嘱，将6500万马克的遗产留给了生前一直陪伴着她的爱犬，使它成为世界上第一富狗。

会“冲浪”的狼狗　奥地利沃尔夫冈西湖有一条狼狗，它站在一块碟子似的冲浪板上，尽管浪大流急，它的身体始终能够保持平衡，破浪前进。这条聪明的狼狗曾多次出现在各国电影银幕上。

会探矿的狼狗　前苏联有一种狼狗能够找到藏在碎石中、泥土里或树叶里的矿石块。这种被称作“地质学家”的狼狗，能够根据气味找到矿体。

会购货的军犬　云南边防哨所曾经有一只叫“飞熊”的军犬，超龄退役后，牵引员就训练它去赶集买东西。因为这里远离集镇，战士们想买点日用品，也要跑几十里的山路，非常不方便。他们就把挎包挂在“飞熊”的脖子上，在里面装上钱和要买的东西的清单，镇上的售货员就把所购物品装在挎包里让“飞熊”带回。

会报时的狗 秘鲁首都利马一座大教堂的顶端，有一个大钟楼。每当这个大钟响起叮当的报时声时，大钟顶上立即钻出一只名叫安哥的狗，大声吠叫，直到报时结束才停止。

会送报刊的狗 法国巴黎雇工很贵，报社不愿雇人送发报刊。于是，有人就想出了训狗来取送邮件。经过训练，小狗“邮递员”的表现非常出色。但在小狗取送报刊的整条邮路上不能设有肉铺，因为狗见了肉，口中就会流出涎水，把报刊弄脏。

会说人话的狗 罗马尼亚著名动物学家梅海·巴伦尼斯博士，一直在研究叫牧羊狗说话。经过他的不懈努力，取得了可喜的成绩，一条叫“京格”的牧羊狗不但会讲600多个英语单词，而且还能念两段莎士比亚剧本中的对话。

会拣球的狗 英国一家网球场驯养了一只在球场专门拣球的狗，当运动员打球时，这只狗便在球场外等候待命，如有球一出场地，它就会立即奔过去，用嘴巴把球叼起来，飞快地送到运动员手中，然后重新回到原来的地方等球。

狗鼻盖印 纽约有一家狗保险公司，除了要求投保者在保险单上签名外，还要求被保险的狗用鼻子在上面盖印，据说这样做是为了防止作弊，以免以假乱真。

狗被人咬 菲律宾一名乞丐在当地一家珠宝店门口讨饭时，突然，从屋内窜出一条大狗拦住了去路。乞丐被惹火了，把狗掀翻在地，咬住狗的耳朵，猛击狗鼻和胸。可怜的狗只好哀叫，惊动主人报警，结果乞丐被警察拘捕。

按时和猴子聚会的狗 印度班加罗尔城，有一条狗和一只猴子按时定点地在一起约会。每天上午九点半，猴子就来到了路旁的树阴下等着，不一会狗也摇着尾巴跑来。于是，猴子就骑在狗背上，一起上街游逛。

狗狐狸　河南开封一户人家曾养过一只狗狐狸。它的皮毛光滑油亮，呈棕色，眼小而圆，嘴短而尖，胯大腿细，尾似狐，身、耳似狗。其性情多疑、狡猾。据当地人讲，这只狗是由狐父狗母所生。

狗节　加拿大将每年十月的第二个星期日定为“狗节”。这天，无论是大狗、小狗，都一律平等地受到主人的宠爱，并且可以享受一日三餐美味，就是连平日拉雪橇的狗也可以享受一次“休假”。

（原载 1994 年 1 月 27 日《中国电视报》）

“宠狗热”中“写狗热”

狗的地位相当低微，十二生肖中不说比龙虎，也难比牛马，排排名次当在倒数前三名之列，与猪鼠同语。然而，近年来社会上出现了宠狗热。当‘狗潮”涌来的时候，宠狗遭到了多数人反对。可是，随着狗年的到来，就在人们为“宠狗热”泼冷水的时候，又着实让狗风光荣耀了一番，这是往年生肖动物所不及的。据笔者不完全统计的18种报刊元旦春节期间共登载有关狗的文章200余篇。真真应了《中国青年报》2月3日报头上的一句话：“′93宠狗,′94禁狗，狗年来了，我们有说不尽的话题。”

《人民日报》、《中国青年报》、《健康报》、《参考消息》都曾分别用一个或半个版面刊出有关狗的文章。统计表明，《健康报》刊出文章15篇、《人民日报》12篇，接下来依次是《中国青年报》、《中国电视报》、《北京日报》、《参考消息》、《大众报》、《周口日报》……

文章的体裁风格非常广泛。其作品包括诗歌、小说、散文、报告文学、剧本、书法绘画、剪纸、雕刻、摄影、谜语、对联等。

文章的题材内容也非常丰富，有热门话题、溯源探幽、文物考古、卫生健康、饮食文化、集币、集邮、古今中外轶事趣闻等。仅《狗年狗趣》一类就有30多篇80多则，其中《周口日报》连续5天刊出30多则。

多数文章的质量还是很高的。中央电视台在春节播出特别节目《说狗》，令观众大开眼界。为此，《中国电视报》2月7日还刊出《狗年〈说狗〉播出前的话》介绍拍摄花絮，可谓锦上添花。最令读者遗憾的消息是南京雨花台烈士陵园办起了“世界名犬汇展”，使长眠于那里的10万革命烈士不得安宁。最让读者欣慰的是陵园管理部门和主办单位迫于社会压力终于在狗年到来之前停止了狗展售票。发表在《中国青年报》2月9日的《战士、女人和狗》的通讯是一篇生动感人的报道。《健康报》2月6日的专栏标题《宠犬？灭犬？甲戌犬惑人世间》及所登5篇文章一幅照片很有特色。而1月13日《中国青年报》载文《大庆423号轮在扬中段烧毁》有一段关于狗的悲壮的描述，不妨照录于下，以飨读者（注）：

从此，大庆423号轮将从交通部的航行船名目录上永远消失。细心的围观者，在大庆423号轮大火扑灭后，发现了一条猎狗，它已被烧黑烧焦，但它仍忠心耿耿，寸步不离大庆423号轮，其景同样惨不忍睹。或许，它就是大庆423号轮这场大火中惟一未能幸免的一条生命。

也有相当一些做狗的文章牵强附会，使读者似感太多太滥。

（原载1994年5月6日《为您服务报》）

注：1994年1月21日上午，大庆423号油轮在长江口岸江苏扬中县段与它船相撞，爆炸起火，燃烧26个小时。文中引用的是该报道中关于狗的故事描写。

狗年说狗（相声）

甲　下面我们为大家表演一段节目。

乙　（学鸡啼）

甲　这人八成有病。

乙　（又学狗叫）

甲　我说你有完没完？

乙　别急，别急，狗年吉祥，这鸡和狗正在交接班呢。

甲　十二生肖轮流转，每年都有吉祥语。比如说，鸡年的吉星高照、大吉大利，马年的马到成功、老马识途。这狗年到了，你有什么好词呀？

乙　狗是人类的朋友，它同我们的联系真是太密切了。

甲　看来你对狗是满有感情的。

乙　不敢吹“狗”，有关狗的问题一般你问不倒我。

甲　那叫“吹牛”。

乙　今年不是狗年吗。

甲　我问你，狗有多少个品种？

乙　这你难不倒我。狗的品种多极了。有黑狗白狗黄狗灰狗花狗；有公狗母狗大狗小狗迷你狗；有长毛狗短毛狗无毛狗；有家狗野狗猎狗狼狗牧羊犬；祖国宝岛台湾有一种马尔济斯狗，雪域高原有藏獒。再说外国，俄罗斯有斯毛狗，日本有尖嘴狗，意大利有黑背狗，那些宫廷里养着巴儿狗……300 多个品种。

甲　现在人们的生活富裕起来了，养狗的人是越来越多了。

乙　那当然，城里人养狗消闲解闷，乡下人养狗看家护院。军犬适合于侦察警戒，警犬常用于追捕破案。义犬救主，狗给我们的印象是忠诚勇敢。

甲　真是知识丰富，狗算是把你研究透了。

乙　怎么说话，是我把狗研究透了。你知道第一个登上太空的动物是谁吗？

甲　不知道。反正不是我。

乙　不是你，也不是我。是罗皮尔。

甲　对，对，我想起来了，一个美国人。

乙　不对。

甲　俄罗斯人。

乙　也不对。

甲　那是谁呀？

乙　美国的一条狗，它的名字叫罗皮尔。

甲　是吗？

乙　狗的浑身都是宝。

甲　说说我听听。

乙　狗肉热性大补，味道好极了。狗骨狗鞭可以入药，狗皮可以做大衣、褥子，是上乘的御寒佳品。

甲　那倒是。要吃飞禽就吃鹌鹑，要吃走兽就吃狗肉。

乙　其实，最早人们并不喜欢吃狗肉，卖狗肉的铺子也是挂着羊头卖狗肉。

甲　现在爱吃狗肉的人多了，狗肉铺里是挂狗头卖羊肉了。

甲　狗肉的身价渐涨。

乙　我劝你最好还是别吃狗肉。

甲　为什么？

乙　你看看你周围的朋友，无论是大款、小姐，还是平民百姓，人人都是爱犬如命。牵狗的、遛狗的、逗狗的、抱狗的，简直是比待孩子还亲。有一对年轻夫妇，更干脆，给狗起了个名字，就到派出所上户口了。

甲　真是“鸡鸣盛世狗业兴”。

乙　不错。五星级狗店、狗美容院、狗婚介所、狗健美俱乐部，还有狗小姐选美、狗竞技大赛，接踵而来。

甲　别忘了咱们的国情。狗的名声可是不太好。什么狐朋狗友、狐群狗党、狼心狗肺、猪狗不如……

乙　要说坏人不如狗，我不给你抬杠。其实，狗的社会影响是蛮大的。

甲　何以见得？

乙　一些人家的孩子待得亲、待得娇，就用“狗”字起名字。

甲　举个例子。

乙　如狗吞、狗咬、狗娃、狗柱、狗蛋，电视连续剧《篱笆女人和狗》里面就有一个叫狗剩的。

甲　据说起的名字不金贵，这孩子倒活的泼辣。男孩子叫着不难听。

乙　女孩子也可以叫的，如狗妮、狗妞、狗姐狗妹狗丫头，还有那个狗剩媳妇。

甲　这不能算，她是嫁给了狗剩，随着狗剩叫的。

乙　美国威斯康星州奥柯诺莫沃克一位叫布鲁纳的医生，曾养了一条圣伯纳得狗，体重达到133.8公斤。据说，是目前世界上发现的最重的一条狗。

甲　是够重的。

乙　英国林肯郡州一位名叫杰米斯·汉克斯的人，养了一条名叫阿君但的黑狗，活了37年零3个月，堪称狗中寿星。

甲　寿命不短。

乙　奥地利沃尔夫冈西湖有一条狼狗，站在一块碟子似的冲浪板上，尽管浪大流急，它的身体始终能够保持平衡，破浪前进。

甲　称得上运动健将。

乙　有一种狼狗能够找到藏在碎石中、泥土里或树叶里的矿石块。

甲　有两下子。

乙　印度班加罗尔城，有一条狗和一只猴子按时定点地在一起约会。每天上午九点半，猴子就来到了路旁的树阴下等着，不一会狗也摇着尾巴跑来。于是，猴子就骑在狗背上，一起上街游逛。

甲　配合默契。

乙　我们经常可以看到听到这样的新闻，狮子老虎下崽了，没有奶水，母狗就做了它们的妈妈。

甲　狗也为保护珍稀动物做贡献。

乙　其实，几何学上有一个定律，还是狗为我们创造的呢！

甲　是吗？给大家讲一讲。

乙　说的是一位伟大的数学家，有一天，他看到一只狗在追一只兔子，眼看就要追上的时候，兔子突然转弯了。这只狗并没有按着兔子的路线去追，而是斜着追了过去。于是，数学家发现从直角边的一点到另一直角边一点的斜线距离要比直角两点间的距离短。这就是狗定律。

甲　我们叫做勾股定律。

乙　美国好莱坞一只叫“灵顶顶”的狗，和它的主人一起拍了22部影片。它的子孙也“子承父业”，继续做“电影演员”。

甲　称得上明星。

乙　（朗诵）在这个世界上，一个人的好友可能和他作对，变成敌人。他用慈爱养育的儿女也可能变得忤逆不孝。那些我们最感密切、最亲近的人，那些我们用全部幸福和名誉信赖的人，都可能会舍忠心而成叛逆。

甲　你又卖什么关子？

乙　一个人拥有的金钱财富都可能会失去。在这个世界上惟一毫不自私的朋友，惟一不舍弃他的朋友，惟一不忘恩负义的朋友，就是他的狗。

甲　真动感情。

乙　它不问主人的穷困或腾达，健康或生病，都会守在主人的身旁。只要能和主人在一起，哪怕地面生硬、寒风吹袭、大雪狂飙，它会全不在意地躺在主人身边。即使主人没有食物喂它，它仍会舔舐主人的手。纵然它的主人是乞丐，它也会像守护王子一样守护着主人。当所有的朋友都掉头他去，它仍然会坚定不移守护着主人。当你的财富消失声誉扫地的时候，它对主人的爱仍如空中运行的太阳一样，永恒不变。当死亡夺去主人生命的时候，它独守墓旁，忠心耿耿。

甲　狗的礼赞！

乙　我们永远不会忘记历史的耻辱，帝国主义在我们的国土上竟然挂出“华人与狗不得入内”的牌子。

甲　前事不忘后事之师。我们一定要珍惜和平，共建和谐奔小康。

乙　可是封建主义、资本主义一些腐朽的意识形态至今还在苟延残喘。

甲　这和咱们说的狗不是一回事。

乙　有的人整天声色犬马，飞鹰走狗。

甲　这叫不务正业，沉湎于吃喝玩乐。

乙　有的人专爱找茬闹事，他到哪里哪里就不得安宁。

甲　这叫搅得鸡犬不宁。

乙　有的地方社会治安很坏，光天化日之下竟敢拦路抢劫。

甲　真是狗胆包天。

乙　有的人是属耗子的，在阴暗的角落里专干坏事。大庭广众下却比正人君子还正人君子。

甲　看上去人模狗样的。

乙　有的人爱摇摇鹅毛扇子，煽风点火。

甲　狗头军师。

乙　有的人是喝酒一斤不醉，跳舞一夜不累，搓麻一宿不睡，干工作啥也不会。

甲　狗屁不懂。

乙　有的人老虎的屁股摸不得，你批评批评他，他振振有辞。

甲　“狗拿耗子多管闲事。”

乙　有的人耍个小聪明，搞点小动作。

甲　这是鸡鸣狗盗的技能。

乙　有的人任人唯亲，七大姑八大姨三叔六舅二大爷跟着一起沾光。

甲　一人得道，鸡犬升天。

乙　别说，有的人就是攀附着别人的势力而得势。

甲　淮南鸡犬。

乙　什么意思？给大家解释解释。

甲　传说，汉朝淮南王刘安得道升天后，残留下来的丹药撒在了庭院里，鸡啄狗舔后也都升了天。

乙　有的人仗势欺人，狐假虎威。

甲　这叫狗仗人势。

乙　有的人，为讨好主人，造谣滋事，拨弄是非。

甲　这是桀犬吠尧。

乙　有的人最终还是被他的主子抛弃。

甲　那就成了丧家之犬。

乙　这几年，又是非典，又是禽流感，闹得大家不安宁。我说，我们还要防治狂犬病。

甲　狂犬病是一种由狗或其他动物传播的传染病，死亡率非常高。所以说，这养狗必须加强管理。一定要严格执行有关养犬的规定，要登记，要打针，要负起责任，管理好自己的狗。

乙 加强社会主义精神文明和法治建设，我们要勇敢地同各种不良行为和现象做斗争，要敢于同坏人坏事做斗争。

甲 对，我们要发扬鲁迅先生痛打落水狗的革命精神。

乙 但也要防止他们狗急跳墙。

甲 说了这么多，这狗全都是贬义词。

乙 也不全是。比如，乳狗噬虎、见兔顾犬，都是褒义的。

甲 怎么讲？

乙 乳狗噬虎，小狗敢斗大老虎；见兔顾犬，看见兔子再叫狗，就是说，事情虽急，想想办法还来得及。

甲 有道理，还是说说咱们的学习、工作吧。

乙 一丝不苟。

甲 还是离不开“狗”呀！

（原载2006年《白写集》）

猪年说猪

农历乙亥年即猪年。

猪同人类的关系十分密切。由于猪易驯养和饲养，我国早在七千年前就有养猪的历史了。

古代，人们把野猪驯化饲养，用其肉充饥，取其皮毛缝制衣服以御风寒。猪还是家庭财富的标志，作为原始交换的一般等价物，充当“货币”的职能。

人们常常误认为猪是笨头笨脑的，其实不然。猪是很灵性的。经过训练的猪，能够学会狗所掌握的各种技巧，而训练所需的时间却很短，军事上可以用猪背弹药，背收发报机，传送文件。不仅如此，猪还能嗅出地雷来。美国人麦敦夫妇还把猪训练成了“艺术家”、“运动员”：有的能在钢琴上奏出颇为不俗的乐曲；有的能跳舞、游泳、爬山，更有其优秀者不仅会玩滑板，而且还兼做“文书”工作，因为它打得一手好字。猪在训练中任劳任怨，从不怠慢。

猪也是非常爱清洁的动物。它之所以常在泥水中打滚，是它调节体温所采取的一种办法。因为猪身上的汗腺极少，热天为了散热，它只好不得已而为之。如果有干净的水它决不会混迹于污泥中。它们本能地在远离自己的食宿处去拉屎、撒尿，这一点比狗都有“修养”。

猪的浑身都是宝。所以应当大力发展养猪业。

猪的肉、油不仅可以食用，而且还能加工出500多种副产品。猪鬃在机械、国防、纺织业占有重要地位。庄稼一枝花，全靠肥当家。猪粪、尿，是优质的农家肥，对农业生产的发展很有益。而且在沤制沼气，开辟新能源上也起着重大的作用。

猪对人类的贡献突出表现在医疗保健方面。猪肉味甘咸、性平，有滋阴润燥等功效，可治病后体虚、遗精、嗝逆、气血不足、热病伤津等症；猪肝性味甘温，含有丰富的维生素 A、维生素 B、维生素 C 和铁，有补肝养血明目的功效，可作产妇及贫血者的滋补品，常食用可预防夜盲症；猪肺性味甘平，有治咳嗽、咯血，补肺功效；猪心可治多汗症；猪腰补养肝肾、强骨壮阳，适用于腰痛、阳痿、遗精、盗汗、耳聋等症；猪蹄有补血通乳功效，可治疗产妇缺乳、疮疖肿瘤症，也是老年爱吃的保健补品。

猪皮不但可以制造透气性良好的皮革，而且可以用作烧伤病人的“过渡”皮肤。猪腿腌制的火腿，有健脾开胃、生津宜气的功效。火腿切片与冬瓜同煮汤饮，可以消暑开胃。猪脑垂体提取物是治疗关节炎、白血球增多症和急性关节风湿病的良药。治疗糖尿病的胰岛素、甲状腺荷尔蒙等都可以从猪身上提取。

科学家把人体免疫蛋白基因植入猪体内，就可以将猪的器官完全地移植到人体中。科学家预言，在不久的将来，这种器官移植将成为寻常事。

（原载 1995 年 3 期《中国卫生界》）

动物尊老趣闻

尊老敬老不仅仅是人类的传统美德，科学家研究发现，动物也有尊老敬老行为，今年是国际老年人年，欣赏动物尊老敬老趣闻，也有益于人类更好地尊老敬老。

生活在草原上的白尾鹫是专门吞食野马等动物尸体的鸟类。它们在吃食物的时候并不是一拥而上，你抢我夺，而是优先照顾年长者，让老鹫先饱餐一顿，老鹫吃饱以后，到附近的高丘上担任警戒，其它白尾鹫才开始聚餐。

生活在澳大利亚的彩虹鹦鹉、英国的秃鼻乌鸦等鸟是以垂直方向群栖的，年幼的鸟停栖在低处，而年长的鸟停栖在高处，以防陆生敌害袭击。生活在美国的棕头椋鸟、加拿大的红翅鸫等鸟是以水平方式群栖的，老年的鸟在内层，年幼的鸟在外层，所以首先遭受袭击是后者，前者则比较安全。群栖的燕子也是这样，老燕子比小燕子处于优势地位，可以减少或避免敌害的袭击。

生活在美洲哥伦比亚森林里的“米利鸟”对双亲十分孝敬。这种鸟小如麻雀，尖喙似钩，尾羽上有环，喜欢群居。每天晚上，它们在大树杈之间铺吊床，一只鸟将尾羽上的环挂进树杈，再用尖喙钩住另一只鸟的尾羽，如此串成“长链”，组成一张柔软的吊床，双亲便在上面舒适地安睡。倘遇风雨，它们还会卷起，把年老的双亲裹在中间。

一个鹿群是一个家族，在家族中，老弱的母鹿总是被分配干轻活，或当保姆，抚育幼鹿，或任向导，带领大家寻找草肥水美、花香果甜的处所。对于老病的雄鹿，还会安排一只强壮的小鹿专门守候它。

成群活动的河马，每个成员都有自己的固定位置，雌河马和小河马在中心活动，年长的雄河马在外围活动，而年轻的雄河马在更远的地方活动，决不乱窜乱撞。群聚的大象也具有这种特性。

（原载 1999 年 8 月 13 日《中国红十字报》、2002 年 6 月 24 日《健康报》）

六

雪域风光美　旅游重保健

离太阳最近的地方

人在高原

人在大海，最怕心胸狭窄；人在草原，最怕目光短浅；人在高原，最怕心灵缺氧。

高原并非冰天雪地，荒草漠漠，凄凉可怕。高原缺氧，是不争的事实。正因为如此，生长在高原的牦牛，才被称为“高原之舟、雪域之宝”；雪莲花才那样的艳丽、圣洁，为人们所羡爱。当年，文成公主入藏走了近3年，她把唐柳种在了高原，如今仍然翠绿如洗、浓荫如盖。还有那高山的雄姿，神山圣湖的美丽，宫殿里长年香火不断。

我们站在高原。高原是“世界屋脊”，你或许为修缮房屋曾经爬上过屋脊，那是让人头晕目眩的屋脊。如今，这个屋脊则有120多万平方千米，你用不着心惊胆颤，却可以尽情施展你的才华和智慧。

我们登上了高原之巅，其实我们是投身于大海的怀抱。在很早很早以前，这里是一片无边无际的大海，海涛卷起波浪，拍击着长满松柏、铁杉和棕榈的海岸，发出哗哗的响声。森林边上，重山叠翠，云雾缭绕；森林中长满了奇花异草，成群的斑鹿和羚羊在奔跑，犀牛迈着蹒跚的步伐，悠闲地在湖边饮水；杜鹃、画眉鸟，在树梢跳来跳去，欢乐地唱着动听的歌曲；兔子无忧无虑地在嫩绿茂盛的草地上奔跑……如今，群峰是奔涌的浪花，拉萨是浪峰间的谷底。

圣城拉萨，连绵不断的高山如同汹涌的波涛环抱着这块谷地。由于阳光的厚爱，所以拉萨还有“日光城”的美誉。

高原的天空格外蓝，蓝得如同我们俯视深海海水的颜色。高原的云格外白，洁白得如同哈达一尘不染。高原的彩虹，格外鲜艳，就如同藏族民居屋顶上迎风飘扬的五彩经幡。当天空中黑云翻卷的时候，你将会看到的是雨后的树更绿，花更艳，街道更清洁，天空更湛蓝。

高原的雨格外多情和温柔。她知道人们白天有很多事情要做，她知道游客来一次的确不易。所以，拉萨的雨都下在夜里。夜雨淅淅沥沥，没有狂风大作，没有飞沙走石。或许你正在整理今天的旅行日记，或许你正进入甜蜜的梦乡。夜雨悄悄地敲响着窗台，轻轻地摩挲着树叶。早晨你推开窗棂，看到的是一个晴朗的清新世界。

人在高原，因为缺氧让你走路把脚步放轻一点、慢一点，让你说话慢声细语，免得惊动了这片古老而神秘的土地；高原使你修身养性，那麦秸杆一点火就着的脾气，那皮球似的一拍三跳的性格，那争名于朝、争利于市的心态都因缺氧而得到调整。

人在大海会胸襟开阔，心潮澎湃；人在草原会驰骋奔放，浮想联翩；人在高原会净化心灵，陶冶情操。

高原生活，人生一道难得的靓丽的风景。

雪莲花

当你踏上雪域高原，你最想看到的是什么？布达拉宫、罗布林卡……到西藏来，我们需要看的地方很多。但我最想看到的是那盛开的雪莲花。

雪莲花是世界上分布最高的植物之一，也是一种珍奇的花卉。她们生长在海拔4800~5000米之间的寒冻风化带。即使在最暖的季节，这里也常常是寒风呼啸，不是下雨就是飘雪，太阳辐射强，昼夜温差大，土壤少而质地粗。严酷的自然环境剥夺了绝大部分植物在这里生存的能力。而雪莲却以其独特的形式和生理特征茁壮成长，雪莲花受到人们的热爱和赞颂。

在拉萨，我首先看到的不是雪莲花，而是卫生部、中央电视台组织的“光明之旅—西藏行”的同事们，听到的是关于他们为西藏人民送医送药的故事。

占国土陆地面积八分之一的西藏高原被称为“世界屋脊”，“地球第三极”，平均海拔在4500米以上。空气稀薄、气压低、氧气少。从内地初到高原的人常常会感到气喘、心跳加快、胸闷、头晕，失眠和消化不良，这就是高原反应症状。健康的人初到高原，适当吸点氧，注意休息，一般经过5~7天即可好转或消失。

“光明之旅—西藏行”的朋友们一来到西藏，也同样有不同程度的高原反应。但他们顾不得身体的不适，就深入到农牧区，为患者送去价值50万元的药品；在布达拉宫广场3天的义诊活动中有时顶着骄阳，有时冒着小雨，大家的热情是那么的高涨；在自治区人民医院，从北京来的医生为患者实施的白内障手术，使80多位农牧民重见光明。一位叫卓玛的老人流着激动的泪说：“我的眼睛坏了近10年了，这次北京的医生为我治好了眼睛，我要好好看看咱西藏的变化。”

在拉萨，我还没有看到雪莲花，“光明之旅—西藏行”的医务工作者完成了他们的使命，返回了北京。

然而，我却看到和听到了许多关于雪莲花的故事。

在西藏这片神奇的土地上，近11000名卫生工作者如同扎根高山的雪莲。他们全心全意为自治区各族人民服务，守护着雪域的健康安宁。

从今年起，自治区大骨节病综合防治试点项目已经启动，投资2000万元，进行3年试点工作，力争7年到10年消灭大骨节病。

由河南省援建的“西藏自治区重点传染病控制项目”也已启动，西藏自治区疾病控制中心实验大楼已经奠基。

来自15个省市和中央国家机关第三批卫生系统对口支援的数十名干部也已经到位。人民解放军的医疗小分队已奔赴各医疗点。他们克服了初次进藏对高原的一些不适应，尽快熟悉情况、开展工作。根据中央第四次西藏工作座谈会的精神，对口支援工作将在现有基础上再连续10年，纳入整体规划的卫生援藏工作必将推动西藏卫生事业加快发展。卫生事业的发展，为西藏人民的健康提供有力的保障，为推动西藏地区经济的发展，社会进步和局势的稳定作出积极的贡献。

雪域高原，到处盛开着美丽的雪莲花。

月是西藏明

月缺月圆，身处异乡的游子每每思念故乡，总止不住思绪的闸门，轻声慢吟李白的《静夜思》：床前明月光，疑是地上霜。举头望明月，低头思故乡。于是，“月是故乡明”成为游子的最美好的回忆和赞叹。

我第一次在雪域高原看到那圣洁的月光是刚刚来拉萨不久。由于高原缺氧的反应常常使我彻夜难眠。一个人孤寂地在床上“翻烧饼”。偶尔睁开酸涩的眼睛，哇！一道温柔的多情的光撩开窗帘的缝隙透了进来。起身，走进院子，瓦蓝瓦蓝的天空悬着一轮桔黄色的圆月，几朵哈达一样洁白的云，好象几块洁净的丝巾擦拭着一面铜镜，月亮越发显得明亮妖媚了。

月是西藏明。我的脑海里突然意识到这是在圣城里看到的圣洁的明月。我相信，无论是从自然现象，还是从我们援藏干部的心情这都应是真理。

是的，月是西藏明。西藏是世界上最高的高原，向有“世界屋脊”、“地球第三极”之称，平均海拔在4000米以上。月亮就离我们近了4000米。由于高原空气稀薄，没有污染，含尘量和水汽量少，干净清洁，透明度高，所以天格外蓝，能见度特别好，月亮也就非常明亮。

月是西藏明，也是我们援藏干部的共同心声。我们来到西藏以后，受到自治区党政领导的关心，受到了藏族同胞的关怀，在西藏自身如此困难的情况下，尽可能地为我们准备好工作、学习、生活用品，使我们有一个好的工作、学习和生活环境。就中央国家机关第三批150余名援藏干部来说，尽管年龄大的50多岁，年龄小的20多岁，尽管大家个人和家中都有这样那样的困难，尽管大家都有程度不同的高山反应，但是，大家都把西藏当做自己的第二故乡，都在自己的岗位上勤奋敬业、努力工作。特别是我们中间的8位女同志，我们大家都呢称她们的精神为“八女投江”，她们的确都以“八女投江”的精神，义无反顾地同男同志一起踏上了三年援藏之路，并且事业干得风风火火，谱写着高原人生优美的篇章。

月光下，我们聆听老西藏给我们讲特别能吃苦，特别能战斗，特别能忍耐，特别能团结，特别能奉献的精神。

月光下，我们和藏族同胞一起燃起篝火，捧起酥油茶、青稞酒，跳起欢快的锅庄。

月光下，我们援藏干部欢聚在一起，畅谈来藏的感想与收获，描绘着西藏美好的未来。

拉萨并不遥远

《遥远的拉萨》。国家一级作家，中国散文学会秘书长王宗仁老师三年前把这本散文诗赠给了我这个文学爱好者。书中描绘着祖国西藏高原的壮丽山河，磅礴气势。那空旷寂寥的原野，仙境般的自然景观，悠久神秘的历史文化，奇特的民族风情；那金碧辉煌的名刹古寺、多姿多彩的雪域高原独有的民风民俗，成为我梦中的向往。

7月7日上午10时，我作为中央国家机关第三批援藏干部的一员登上了北京至拉萨的飞机。飞机在成都作短暂停留起飞后，大约10分钟，透过舷窗望去，茫茫云海下已是千姿百态，茫茫苍苍的雪山在灿烂的阳光下熠熠生辉。下午3时20分，我们在西藏人民载歌载舞和自治区领导的欢迎声中走出了拉萨贡嘎机场。啊，“朝辞白帝彩云间，千里江陵一日还。”拉萨并不遥远。

不少人一提起西藏，常常把她与冰天雪地、荒草漠漠、高山缺氧等凄凉可怕的字眼联系在一起。其实，在西藏120多万平方公里的辽阔土地上有着秀美多姿的地质地貌、丰富多彩的自然资源。这里是亚洲4大河流的发源地，有海拔7000米以上的高峰50多座。有着1300多年历史的文化名城拉萨被称为圣城。连绵不断的高山环抱着这片谷地。红墙金顶的布达拉宫雄踞于白茫茫的藏式建筑群中，数以千计的民宅屋顶，竖立着无数五色经幡，每一根经幡自上而下有蓝、白、红、绿、黑五种颜色，象征着蓝天、白云、火焰、河流和土地，经幡呼啦啦地飘着，好像诸神在游移召唤，在藏语里“拉”是神，“萨”是土地，“拉萨”的意思就神地或圣地。

西藏高原的太阳总辐射值居全国之冠。拉萨市每平方米地面全年接受太阳辐射19500千卡，相当于230至260公斤标准煤燃烧所产生的热量。拉萨市全年日照时数达3021小时，故有“日光城”之称。由于空气稀薄、含尘量和水汽含量少，干净清洁、透明度高，所以西藏的天空格外蓝，在朵朵白云的衬托下，景色格外妍丽。

然而，在漫长的岁月里，西藏的交通非常闭塞。传说有两个各赶着一头牛的人在山路上相遇了，一边是崇山峻岭，一边是万丈深渊，又无法掉头转向，怎么办？最后两人商量只好把那头不值钱的牛推下崖去。西藏和平解放前，境内没有一条公路，物资运输只有靠牦牛、骆驼队驮运。从四川的雅安或青海的西宁到拉萨往返一次需要一年时间。1951 年，国家曾动用占全国 1/4 的骆驼组成有 4 万余峰骆驼的大型驼队向西藏长途运输物资，由于自然条件非常险恶，以至平均每行进 1 公里就要留下 12 副骆驼的尸骨。当年文成公主从长安进藏走了近 3 年。1952 年护送班禅返回西藏时，曾投入军马 4500 匹，骆驼 3000 峰，牦牛 13500 头，骡马 2500 匹。在 2000 公里的行程中共有 30000 头牲畜丧生。

如今西藏已有 300 多条总里程近 3 万公里的公路。青藏公路被称为“世界屋脊的苏伊士运河”。此外，还有川藏公路、新藏公路、滇藏公路；拉萨与北京、成都、格尔木、西安、广州、香港、加德满都等地的航线已经陆续开通；青藏铁路也已开工修建。前往雪域高原的道路将越来越便捷、通畅。与拉萨相连的光缆通讯，清晰真切，如同两人在面对面交谈。

如今，我们真的感到拉萨并不遥远。

（2004 年以《援藏随想》收入西藏人民出版社《走进西藏》一书，西藏新闻网以《离太阳最近的地方》转载、藏药网以《援藏随想》转载。其中文章创作后分别刊载于 2001 年 9 月 6 日、10 月 8 日《西藏日报》、10 月 11 日《昆山日报》、第 10 期《健康大视野》、第 12 期《山东卫生》、2002 年 1 月 18 日《昆山日报》、2003 年 10 期《西藏纪检监察》）

离太阳最近的民族

西藏是世界上海拔最高的高原，平均海拔4500米以上，素有“世界屋脊”、“地球第三极”之称。全世界8000米以上的高峰共有14座，其中10余座集中在西藏高原，而超过7000米的高峰则有50余座。

在拉萨，我们首先感受到的是雪域高原明媚灿烂的阳光。拉萨海拔3658米，由于空气稀薄，含尘量和水汽含量少，干净清洁，透明度高，所以天格外蓝，云格外白，阳光也格外灿烂。西藏高原的太阳总辐射值占全国之冠，拉萨市每年日照时数达3021小时，故拉萨又有“日光城”的美誉。清晨，当我们推开窗棂，迎接我们的是温暖和煦的阳光，如洗的碧空和与之相依相偎的白云。在拉萨，我们感受到的是在这里生活着的、和阳光一样明媚开朗、纯朴真诚的民族。在这片距离太阳最近的土地上生活着的人们，有着醉人的歌喉和热烈的舞蹈，还有迷人的微笑。他们热情友善的面孔，开朗豁达的心胸，怡然自得的生活方式无不吸引并感染着我们。

拉萨是一座蕴含着古老神秘而又充满现代气息的城市。拉萨藏语为“圣地”或“佛地”。早在公元7世纪，松赞干布兼并临近部落，统一西藏后，就从雅隆迁都逻娑（拉萨），建立吐蕃王朝。雄伟壮丽的布达拉宫，静谧清幽的罗布林卡，香烟缭绕的大昭寺正向我们述说着西藏昨天的故事。市区那雄伟的牦牛雕塑，会使我们领略到高原的阳刚之美；连绵不断的雪峰，则让我们感受着高原的阴柔秀美。雄伟的西藏和平解放纪念碑和高耸的拉萨雪域明珠观光塔则向我们展示着拉萨美好的今天和明天。

当我们乘电梯登上世界海拔最高，高153米的拉萨雪域明珠观光塔，拉萨全景尽收眼底。市区栉比鳞次的高楼大厦，纵横交错的宽阔马路，使我们仿佛置身于现代化大都市。八廓街行人熙攘，透着繁荣昌盛的景象；拉萨河像一条飘带蜿蜒流向远方。拉鲁湿地——拉萨绿色的肺，郁郁葱葱，是“圣地”的绿色屏障。那玉一般明净的湖水恰似仙女多情的明眸，而环城绕山的草地犹如少女的衣裙，那大大小小的名寺古刹就是缀在少女衣裙上的粒粒珍珠。如今，拉萨春有花，夏有阴，秋有果，冬有绿。独特的雪域风光，神秘的藏传佛教，别样的风俗习惯，古朴的生活方式都给我们一种如临圣地之感。

“高原”（High altitude）从地理学角度上讲指海拔在500米以上，顶面比较平缓的高地。高原以它具有一定的高度不同于平原，又以其较大的面积和较小的起伏有别于山地。从医学角度来看“高原”系指海拔3000米以上的广阔地域，超过5800米为“特高海拔”。医学上之所以把3000米作为“高原”的界线，是因为在这个高度上可使大多数人在静息状态下出现不同程度的高原反应，而超过这个高度，其生理、生化、病理和临床方面的改变则明显加剧。

地球总面积为51000万平方千米，陆地面积为14900万平方千米，陆地占地球总面积的29.2%。陆地平均海拔为875米。海拔1000米以上的山地面积为4200万平方千米，占陆地面积的28.1%；海拔3000米以上的高原地区面积为400万平方千米，占陆地面积的2.5%。我国高原山地面积占陆地面积的60%，其中3000米以上的高原地区，占陆地面积的1/6左右。亚洲的平均海拔为950米，是世界上地势最高的一个洲，高原几乎占全洲面积的1/2。青藏高原总面积约230万平方千米，海拔在3000～5000米之间，平均海拔为4500米，个别地区超过6000米，青藏高原由西藏高原与青海高原组成。西藏高原为青藏高原的主体，为喜玛拉雅山脉、昆仑山脉和唐古拉山脉所环抱，全境多为高山峡谷，山脉绵延，纵横交错，构成藏北高原、藏南谷地、藏东高山峡谷与喜玛拉雅山地四个地形区。

科学考察发现，4000～2 万年前，在西藏高原比较广阔的地区已有人类生活。在高山的熏陶下，藏族同胞体魄强健，性情豪放，热情好客，能歌善舞，并具有勤劳、勇敢的优良传统。每当节日或劳动之余，男女老少常常穿上鲜艳的盛装，带上青稞酒、酥油茶及各种食品，到林卡（公园）里宾朋共聚，轻歌曼舞，饮酒抒怀，纵情欢乐。藏族男子耕地、放牧；妇女负责家务及田间管理。缝制衣服、鞋帽多由男子承担。藏族还喜爱骑马射箭、狩猎，有些人在农闲季节过着短期的狩猎生活。在西藏农牧区每年都要举行赛马与射箭等体育比赛。过去生下孩子用酥油擦遍全身在太阳下晒，从而形成了皮肤的保护层，成人后很少洗澡。如今，这种习惯已经逐步被淘汰了，每年的沐浴节就是洗澡的节日，洗温泉澡、桑那澡等早已成为常事了。藏族群众全民信奉喇嘛教。人死后采用天葬、水葬、土葬、火葬四种形式，习惯于天葬、水葬，对烈性传染病死亡者均采用深埋土葬，但大部分都采用天葬。

西藏过去长期处于封建农奴制社会，广大劳动人民过着极其贫困的生活，衣不遮体，食不果腹，更得不到医药卫生保障。西藏和平解放，从农奴制社会直接过渡到社会主义社会，民主改革后，特别是十一届三中全会之后，西藏发生了翻天覆地的变化，各项事业得到突飞猛进的发展，医疗卫生机构逐步完善，各族人民的生活卫生水平有了明显的提高，短短 50 年，人均期望寿命由 36 岁提高到 67 岁。

高原自然环境对人体的影响，不仅有不利的方面，而且也有有利的一面，如外科手术不易感染，各种传染病不易流行，有利于骨髓生长，致癌因素少等。藏族同胞强健的身体，是他们长期生活在高原，适应高原环境的必然结果，也同他们的风俗习惯是密切相关的。

在饮食方面，藏民族的饮食习惯具有独特的民族特色。食品包括糌粑、酥油、酥油茶、清茶或甜茶、牛肉、羊肉、血肠、奶渣、乳酪、青稞酒、豌豆、蚕豆、园根等。农区的群众以糌粑（青稞炒熟后磨成面）为主食，在糌粑面中加入少量的酥油茶。在煮制的茶水中加入盐、酥油（即粗制的奶油）搅拌均匀制成饮料或清茶。牧区居民则以食牛肉、羊肉、奶类及其制品为主食，多者每人每月食肉量达60千克，冬季以食酸奶、鲜奶为主，加以少量糌粑。他们虽有吃菜的习惯，但蔬菜甚少，夏季牧区居民常采集野葱、野蒜、荠菜、灰灰菜、鱼腥草、茴香等野菜为食或为调味品。牧民的饮食属高脂肪、高蛋白、高热量饮食，适应了高原气候的特点。随着西藏不断改革和发展，藏族人的生活习惯也在不断发生着变化，变化比较明显地表现在城市中的藏民生活由食肉、奶为主改变为合理的膳食结构。

在饮水方面，西藏地区河流多、湖泊多，山峰常年积雪，贮水量较为丰富。在高寒荒漠区地层可溶性盐分含量高，多为咸水湖，部分地区有时缺少淡水。西藏高原的饮用水源主要是河溪水、泉水或井水，冬季常以冰雪为饮用水，水质一般较好。

在衣着方面，藏族居民的衣着具有鲜明的民族特色，藏袍是藏族的主要服装，藏族同胞的服装适应了高原“年无炎夏，一日四季”的特点，或穿或脱、或增或减，非常方便。牧区的藏袍多以皮毛缝制，严寒地区的藏袍多为原毛，皮向外毛在内，或镶嵌红色或紫色宽边，具有轻、软、不怕雨淋的特点。城镇或农区的藏袍式样，男女及地区各异。妇女装：盛夏多无袖，内着鲜色丝绸长袖衬衣，腰围特制的条纹式的围裙（邦典）。冬季则着长袖缝小羊羔皮的冬装，藏袍多用旱獭皮的宽边点缀，再戴顶狸皮镶制的藏帽，穿双皮靴，甚是潇洒英俊。

在居住方面，西藏广大农区或城镇藏族群众的居室多为石木结构，墙壁较厚，用石块或土坯砌成。房屋多为平顶，在房梁上用细密小木条架搁，上方堆放小石块，其上为较厚的泥土，表层用“阿嘎”土（一种不是水泥胜似水泥的土）夯实，房顶既可防漏，又可作打场或堆放杂物或晾晒风干肉。由于屋梁用较大的木料，房顶重量大，所以要置1~2根柱子支撑房梁。这种房屋保暖性能好，有冬暖夏凉的特点，再加之浓厚民族风格的门窗棂木及雕檐，甚是好看。楼房建筑一般为二层，也有三四层的，上层住人，底层堆放农具或喂养牲畜，楼上阳面窗户一般较大，目的在于吸收阳光。在开阔的田野地带，住房在田园周围形成散在的小村落。在河谷地区房屋多建在山坡上，既可防止山谷河水泛滥，又可使日照时间延长，也接近耕地，便于劳作。

西藏民族的强健体魄，与藏医药的发展和医疗卫生条件的改善也是分不开的。藏医藏药有文字记载已有1600多年的历史。是祖国医药宝藏中的一个组成部分。藏族劳动人民在同自然界作斗争的过程中，逐渐认识了某些动物、植物和矿物具有解除身体病痛的作用，逐步积累了丰富的藏医药经验。

早在公元六世纪，从祖国内地传入了历算和医学。公元七世纪，藏王松赞干布统一西藏，建立了强盛的吐蕃王朝，唐太宗为了加强汉藏的关系，将宗室女文成公主嫁给松赞干布。公元641年（唐贞观15年）文成公主进藏时曾带去大批书籍和数百名工技艺人，其中汉医有“医方百种、诊断法五种、医疗器械六种、医学论著四种……”，这些医书由汉族医生与和尚马和德瓦及达马郭嘎共同译成藏文，取名《医学大全》。公元710年，金城公主嫁到西藏，再次带去大批医务人员和书籍，由和尚马哈衍那与藏族翻译家别如扎那，将《月王药诊》翻译成藏文，从而，使汉医与当地传统的藏医相结合并形成一体，为藏医理论奠定了基础，为以后藏医药的发展起了很大的推动作用。

藏医认为人体内存在着三大因素：“龙”（汉语意为“气”）、“赤巴”（汉语意为“火”）和“培根”（汉语意为“水”和“土”）。七大物质基础：饮食、血、肉、脂肪、骨、骨髓、精。三种排泄物：大便、小便、汗。三大因素又支配着七大物质基础和三种排泄物的运动变化。在一定条件下，上述三者保持相互协调达到平衡，维持着人体的正常生理功能活动。一旦内外环境发生变化，平衡遭到破坏，将会引起疾病的发生。特别是三大因素中某一种因素功能低下、亢进或功能不协调均可引起龙病、赤巴病、培根病，而且还是造成其他疾病的病因。

藏医认为，疾病发生的原因有内因和外因两个方面，在内因方面关系较大的是人的类型和年龄。“龙”的功用是主呼吸、肢体活动、血液循环、五官的感觉、大小便排泄，帮助分解食物并输送营养物质等。“赤巴”的作用主要是产生热能并维持体温，增强胃之功能，使人知饥渴、助消化、长气色、壮“胆量”、生“智慧”等。“培根”的主要功能是磨碎食物、增加胃液，使食物易于消化吸收，司味觉，供人以营养和输送体液，保持水分，长肌肉，润皮肤，调节人的胖瘦，使睡眠正常，性情温和等。疾病侵入人体的途径：一般由表入里，经皮肤—肉—血—骨—五脏六腑。“龙”、“赤巴”、“培根”三类疾病在人体并非始终固定不变，如在治疗中治疗不当，体内或外界环境的影响，三者可以互相转化，单一的病，却可引起另一种病的发生。

西藏的藏医在解放前只有20余人的药王山“门孜康”（即藏医星算学院），解放后政府投入巨资兴建了西藏藏医院住院部及门诊部，同时成立了西藏藏医学院，现在开始培养硕士研究生。全区已有藏医院17所，各地区都有藏医院并设有住院部，各县都成立了藏医科，藏医已逾3000人。西藏已有23家藏药厂，藏药的生产已步入正规化、现代化。一些名贵藏药获得国家医药产品的金质、银质奖，有的已进入国际市场，取得国际认证，荣获国际传统医学大会奖。

自和平解放以来，国家一直对西藏农牧民实行免费医疗特殊优惠政策。国家累计拨款 18 亿多元，用于发展西藏卫生事业，形成了遍布全区的医疗卫生网。从 1994 年开始，国家每年安排 2000 多万元免费医疗专款，并且按人口增长率的 1.5% 水平逐年增加，保证足额到位。从 20 世纪 60 年代开始，西藏就消灭了天花，各类传染病、地方病的发病率大幅度下降。全区拥有卫生机构和医院床位比 1959 年分别增长 20 倍和 16.6 倍，每千人口拥有的病床和卫生技术人员数高于全国水平。西藏自治区政府贯彻“预防为主”的方针，加强对传染病和地方病的普查、普治和普防。医学科研机构对危害人民健康的高原疾病加以重点研究并获得突破。婴儿死亡率则由 430‰下降到 36.7‰。据第五次全国人口普查统计，西藏全区有百岁以上老人 100 多人，成为全国百岁老人最多的省区之一。我国每百万人中有 6.4 个百岁老人，而西藏每 10 万人口中就有 4.4 个百岁老人。这些老人全部是藏族，他们土生土长，对高原气候有较强的适应力；百岁老人大都从事体力劳动，一般都是日出而作，日落而息，生活比较有规律；由于这些老人生活经历坎坷，所以处世乐观，经常保持一种健康舒畅的心情。

（原载 2003 年第 1 期《家庭健康》以《感受美丽的雪域高原》发表、新华网以《离太阳最近的民族》转载）

“十一”黄金周　有备无患西藏游

“十一”的雪域高原，阳光灿烂，秋风送爽。举目远眺，山脚下树叶金黄，半山腰白云朵朵，山顶上白雪皑皑，好一幅美丽的山水风景画！

西藏是世界上最高的高原，向有“世界屋脊”、“地球第三极”之称。平均海拔4000米以上，全世界8000米以上的高峰共有14座，其中10余座集中在西藏高原，而超过7000米的高峰则有50余座。由于高原空气稀薄，含氧量和水汽量少，干净清洁，透明度高，所以这里天格外蓝，能见度特别好。拉萨有“日光城”的美誉。

西藏既富名山胜水，又多名胜古迹。拉萨市，又有“圣城”之称，是藏传佛教的圣地，世界文化遗产之一。布达拉宫，是我国著名的宫堡式建筑群，宏伟壮观，总建筑面积13万平方米，主楼13层。主要名胜还有大昭寺、罗布林卡、八廓街、日喀则、扎什伦布寺、江孜白居寺、万佛塔及哲蚌寺、甘丹寺、色拉寺等。主要名山胜水有喜马拉雅山、唐古拉山、冈底斯山、昆仑山、雅鲁藏布江、金沙江、澜沧江、怒江等，是旅游的理想之地。

藏族同胞体魄强悍，性情豪放，热情好客，能歌善舞。每当节日或尊贵的客人来临，他们都要敬献“哈达”、酥油茶、青稞酒。人们都要穿上华丽的服饰，或游园逛林卡，或载歌载舞。

当您踏上这一神奇的土地，沿着朝拜者的足迹，走向那古老而遥远的年代，饱览那金碧辉煌的名刹古寺，欣赏那灿烂的文化艺术，游览那壮观的山川湖泊风景，领略那多姿多彩的奇特民族风情，定会令您如痴如醉，流连忘返。

然而，由于高原上含氧量少，初进高原，常常出现高原反应，如出现呼吸、心率加快，血压升高；腹胀、腹泻、便秘；情绪紧张，易激动、头痛、头晕、失眠、健忘、恶心等症状。一般经过5~7天即可消失或好转。初到高原，要慢走路、少开口、多睡觉、不喝酒。

具体要注意以下几点：

1. 要消除对高原反应的恐惧心理，避免精神紧张。

2. 患有上呼吸道感染者要在进入高原前治愈，否则不得进入高原。

3. 进入高原前1~2天可适当地服用保健药品，如高原安、红景天、五加皮、参麦片、丹参滴丸等。

4. 高原气候寒冷，昼夜温差大，要准备足够的防寒衣物，避免受寒感冒。

5. 要注意休息，减少耗氧量。

6. 要吃易消化、营养丰富及含有多种维生素的食物，少吃脂肪含量高的食物，进食不易过饱，禁止饮酒，少吸烟。

7. 初到高原不要洗澡，以减少氧的损耗。

8. 适当吸氧，一旦出现不适，宾馆都备有氧气，可适当吸氧。

凡患有心脏病、肺病、肝病、肾病、高血压等疾病患者，不易到高原旅行，以免发生意外。

（原载2002年9月21日《健康报》）

请到雪域高原来

西藏被称为“离太阳最近的地方”，仿佛伸手可触摸蓝色的天幕，抬头可亲吻雪白的云朵。藏族同胞用勤劳的双手，筑就了古老而又年轻的高原城市——拉萨。这里既有雄伟壮观的布达拉宫，也有现代风格的高楼大厦；有香烟缭绕的大昭寺，也有书声朗朗的高等学府。漫步拉萨城，你还可以逛逛商厦如云的八廓街、游人如织的罗布林卡。

藏族具有悠久的历史和浓厚的文化传统，严酷的自然环境培养了西藏人英勇坚韧而又乐观向上的民族特性。藏族同胞质朴善良、热情好客。到西藏旅游，你可能有机会到藏族同胞家做客。如果你能了解和尊重藏族礼仪，将会受到热情友好的接待。

献哈达 献哈达是藏族人见面不可缺少的礼仪，也是最热情的迎送客人的方式。哈达越宽、越长，表示的敬意越浓厚。地位相当的人互献哈达，主人双手捧哈达献给客人；客人收下后，再另取一条献给主人。地位低的人向地位高的人献哈达，只能将哈达献到他座前或者脚边。晚辈向长辈献哈达，长辈接过后就会挂回他的脖子上。到藏族同胞家做客时，可以接过主人献的哈达自己挂在脖子上，或让主人给挂在脖子上。进入藏胞的帐篷后，男的坐左边，女的坐右边，不得混杂而坐。

品尝酥油茶 到藏胞家中做客，喝酥油茶也有礼仪讲究。主人刚倒满的酥油茶，客人不必马上喝，主人会再次端起茶碗让茶，此时客人方可啜饮品尝，并赞美主人的茶艺。客人把碗放回桌上，热情的主人总是要将客人的茶碗及时加满。假如你不想再喝了，主人把茶加满后，你不妨待到准备告辞时连喝几口。但茶碗里仍要留少许酥油茶，不要喝尽。

饮酒　在西藏喝酒，啜饮第一口之前，要先用左手端起酒杯，以右手的无名指蘸酒向上方弹，重复三次（三蘸三弹），有的地方则是向上、向前、向下各弹一次。其涵义是敬天、地、人；敬天神、父母、大地；敬佛、法、僧。需要特别注意的是，必须用右手的无名指蘸酒，因为按照藏族的风俗，五指有分工，无名指专司敬神。

主人敬酒时，客人要立即站起，接过酒杯，三蘸三弹后，就按“三口一杯”的礼仪饮酒。第一口少饮一点，主人会马上把酒杯斟满；第二、第三口同样要少饮一点，主人都会马上斟满；第四口则必须将杯中酒一饮而尽。如果客人的确不胜酒力或不能饮酒，那就实话实说，请求免饮或少饮，主人在遗憾之余会“网开一面”。

藏餐　绝大多数藏族人以糌粑为主食。食用糌粑时要拌上浓茶或奶茶、酥油、奶渣、糖。藏族人过去很少吃蔬菜，副食以牛羊肉为主。宰羊后，立即将大块带骨肉入锅，用猛火炖煮，开锅后，捞出即食。牛羊血则加碎牛羊肉灌入牛羊的小肠制成血肠。牛肉酱、风干牛肉都是营养丰富、味道鲜美的藏餐食品。如果你喜欢吃，主人会非常高兴。如果不合你的口味，你可以取少许品尝，主人不仅会表示理解，或许还会另外为你准备下可口的饭菜。

（原载2003年9月22日《健康报》）

高原并不可怕

公元2006年的7月1日，是令全世界都不得不记住的日子。火车将从祖国首都北京直达西藏自治区首府拉萨。从此西藏结束了不通火车的历史。

雪域高原气势磅礴，山河壮丽。那空旷的原野，仙境般的自然景观，悠久神秘的历史文化，奇特的民族风情召唤着人们踏上这片神奇的土地，沿着朝拜者的足迹，走向那古老而遥远的年代，饱览那金碧辉煌的名刹古寺，欣赏那灿烂的文化艺术和多姿多彩的雪域高原独有的民风民俗，领略那壮观的山川湖泊风采。

然而，西藏又因高原气候使一些人望而生畏、梦难成真。西藏是世界上最高的高原，向有“世界屋脊”、“地球第三极”之称，平均海拔4000米以上。全世界8000米以上的高峰共有14座，其中10余座集中在西藏高原上，而超过7000米的高峰则有50多座。科学研究表明，海拔3658米的拉萨，空气密度是每立方米810克，年平均气压652毫巴，比平原地区少、低1/3。每立方米空气中氧气含量只有150~170克，比平原地区少1/3左右。由于空气稀薄，含尘量和水汽含量少，干净清洁，透明度高，所以西藏的天格外蓝，在朵朵白云的衬托下，景色格外妍丽。

高原气候给人的身体带来了危害，主要表现在呼吸系统和循环系统方面，由于含氧量少，出现呼吸、心率加快，血压升高；在消化系统方面，出现胃肠功能明显减弱，产生食欲不振、腹胀、腹泻、便秘、上腹痛等；在神经系统方面，出现情绪紧张，易激动、头痛、头晕、失眠、健忘、恶心等症状。由于心血管、呼吸和血液系统代偿功能的增强可达到对高原环境新的平衡，在进入高原后一般经过5~7天即可好转或消失。在进入高原初期，可适当吸点氧气，注意休息，对症服点药物。

人在高原，并不可怕，可怕的是心灵缺氧。高原反应人人都有，只不过有的轻一些，有的重一些，有的早一些，有的晚一些，有的时间长一些，有的时间短一些。它不仅取决于个人的身体素质，而且取决于个人的心理素质。重要的是要在“战略”上藐视它，在“战术”上重视它，从精神上和心理上不要畏惧高原反应。了解高原环境特征，提高主动适应意识，既要消除忧虑和紧张心理，又要防止麻痹思想，树立克服高原反应和战胜高原疾病的信心。医务工作者将来藏1~3年的工作人员和7~10天的旅游者进行比较，前者反应较重，后者较轻，分析原因，因为后者来藏目的明确，战胜高原反应的信心强。

当然，患有心脏病、肺病、肝病、肾病、高血压等疾病的人和老年人到高原地区要慎重，以免发生意外，就是健康的人，初到高原地区，走路，上楼梯，登寺庙台阶也应以缓慢，多休息为原则，切忌急走或跑步。

（原载2001年10期《健康大视野》）

“高原安”助你安心西藏游

西藏是世界上最高的高原，向有“世界屋脊”、“地球第三极”之称，平均海拔4000米以上。全世界8000米以上的高峰共有14座，其中10余座集中在高原上，而超过7000米的高峰则有50多座。科学研究表明，海拔3658米的拉萨，空气密度是每立方米810克，年平均气压652毫巴，比平原地区少、低1/3。每立方米空气中氧气含量只有150~170克，比平原地区少1/3左右。由于空气稀薄，含尘量和水汽含量少，干净清洁，透明度高，所以西藏的天格外蓝，在朵朵白云的衬托下，景色格外妍丽。

西藏因高原气候使许多旅游者望而生畏、梦难成真。高原气候给人的身体带来的危害，主要表现在呼吸系统和循环系统方面，由于含氧量少，出现呼吸、心率加快，血压升高；在消化系统方面，出现胃肠功能明显减弱，产生食欲不振、腹胀、腹泻、便秘、上腹痛等；在神经系统方面，出现情绪紧张、易激动、头痛、头晕、失眠、健忘、恶心等症状。由于心血管、呼吸和血液系统代偿功能的增强可以达到对高原环境新的平衡，在进入高原后一般经过5~7天即可好转或消失。在进入高原初期，可适当吸点氧气，注意休息，对症服点药物。

成立于2000年的西藏藏力康保健食品有限公司，通过多年的科学论证和对市场的调查研究，于2000年6月，运用内地先进的生物技术，以西藏野生植物为原料，研制出抗高原反应的保健品——“高原安”颗粒。

旅游业是西藏的特色产业，高原反应和交通不便，在一定程度上制约着西藏旅游业的发展。“高原安”颗粒，是把区内独特资源与现代科技有机结合生产出的产品。此产品能有效地预防和快速缓解初进高原后出现的头疼、胸闷、疲乏无力等高原反应。同时，又可使高原特色资源转化为经济优势，促进高原特色经济的发展。

根据产品投放市场的情况反映，效益良好。为了进一步树立品牌形象，并让游客携带方便，该公司于2001年4月推出了“高原安”的系列产品——“高原安”胶囊；2002年8月又推出了“高原安”动力饮料；明年将推出“高原安”含片型及休闲型天然植物饮料。目前，该公司的销售网点已遍布上海、成都、西安、广州、香港乃至美国和新加坡等地区和国家，共147处。“高原安”不仅走出了区外，而且走向了国际市场。

由于旅游业的旺季和淡季的特殊性，对西藏藏力康保健食品有限公司的经营也会产生相应的影响。为了能做到淡季不淡，四季均衡上市销售，公司的决策者们及时理清思路，出台了行之有效的经营策略。公司把服务对象，从短期的旅客拓宽到更广泛的群体——在藏长期工作者。去年，该公司在格尔木专门设立了一个销售网点，在青藏线上打响了自己的品牌，推销自己的产品。同时，还抓住进藏打工人员及在藏工作人员出差、休假等一切机遇，不断扩大销售渠道，尤其针对进藏打工人员多的情况，去年该公司就推出了低价位的“高原安”经济装，还推出了具有补充体能功效的“高原安”动力饮料，这些产品的开发，既为公司的发展打开了一个广阔的空间，又为进藏旅游的海内外宾朋“保驾护航”。

（原载2003年《我在高原》）

积极预防　疏浚“红河”

在我们赖以生存的地球上，遍布着纵横交错的河流。人体密布的血管就象地球上的河流。医学研究证明，人体纤细的微小血管有一千多亿条，全部连结起来几乎长达10万千米，可以绕地球两圈半，相当于我国长江、珠江、黑龙江和淮河等内河通航的总里程。人类的血液是由血浆、红细胞、白细胞和血小板组成的。血液的颜色决定于红细胞。红细胞内含血红蛋白，血红蛋白是携带氧的，浑身通红，使血液“层林尽染”红彤彤。所以人类拥有的是一条“红河”。

高原环境是低氧环境，人在高原生活，如果人体能从外界获得更多的氧气，并同人体氧的消耗量达到基本平衡，就可以适应低氧环境，能够在高原上健康地旅游、生活和工作。反之，就会发生缺氧的一系列病理生理过程。其心脑血管方面的主要症状为红细胞生成增快，血液黏稠度增高，血液阻力增大，心脏排血功能降低，严重者可发生高原心脏病、高原血压异常和脑水肿、脑溢血等。

因此，到高原旅游和在高原工作、生活的人们要积极防治心脑血管疾病的发生，首要的是防治血液黏稠度的增高，其主要预防措施应注意饮食多样，低钠膳食，适量摄入肉食，以易消化的糖类饮食为主，多吃蔬菜和水果，适量补充维生素C；多饮水；戒烟，适量饮酒；生活规律，避免过度劳累，注意休息，保证充足的睡眠；保持乐观的情绪和宽容的心境，避免情绪激动和精神紧张；开展适合自己年龄和身体特点的体育活动；可间断、低流量吸氧，以每次吸氧1小时，每次1~2升，每天3~4次为宜；也可服用防治心脑血管疾病的药物；还可以积极参加无偿献血活动，以降低红细胞数量和血液黏稠度，减轻和改善症状；要经常检测血压、体检，发现疾病及时治疗。

（原载 2002 年 11 月 23 日《拉萨晚报》获中国昭报协会“以岭杯”心脑健康科普征文一等奖）

科学休假利健康

来西藏工作以后，知道了内地来藏工作人员一年半可享受内地休假数月的待遇。为什么？连内地的朋友也会提出这样的疑问。起初我牵强附会的解释为，因内地与拉萨路途遥远，往返一次不容易；休假次数多，造成经济支出大，这样能够节省经费。而从健康方面讲，这样安排，对于内地进藏工作人员的身体健康是十分科学的。

据《高原保健指南》介绍，世居高原的藏族同胞，由于长期的进化、遗传等因素，机体的各种生理机能已基本适应了高原环境。但对于移居高原者来说，他们从已适应了的大气压、氧分压的平原地区进入低气压、低氧的高原后，机体的生理机能要发生一系列的重大改变。如刚到高原时会出现不同程度的急性高原反应症状，甚至发生急性高原肺水肿、高原昏迷。大约经过一周左右，大多数人都可通过机体的代偿而逐步适应高原环境。然而，有些人的适应能力较差，机体容易发生病理改变。如果在高原逗留时间不长，这种病理改变是可逆的，在返回内地以后可以得到恢复。但是，如果在高原时间较长，病理改变会愈来愈明显，甚至可能转化为器质性改变，形成慢性高原病。

一年半休一次假，一次休假数月，让内地赴藏人员在高原的低氧环境中工作一年半以后，短期脱离高原环境，返回内地，以使机体的各种机能得以恢复，同时也使他们免于因高原居住时间过长而发生慢性高原病。

西藏科学的休假方法，是内地赴藏人员健康的保障，更体现着党和政府的关怀。

（原载2003年《我在高原》）

虫草三奇

采挖虫草是一幅非常美丽的画：夏天的雪域高原，蓝天里飘飞着朵朵棉花团一样洁白的云，远处的皑皑雪山在阳光下放射着金色的光芒，草甸子上开放着姹紫嫣红的小花。采药人匍匐在草地上，沐浴着温暖的阳光，吮吸着野草的芳香，目光却盯在前方那株不停颤动的小草。这种小草形如僵蚕，有眼有口，腹部有八对顺序排列的足，头部长有一根柄（露出地面部分），这就是大自然赐给我们的珍品——虫草，或曰冬虫夏草，夏草冬虫。

虫草，玲珑可爱，堪称三奇。

一奇：虫草亦虫亦草，冬为虫，夏为草。虫草集动物和植物特征于一身，实乃是昆虫和真菌的结合体。医书上写道，冬虫夏草是麦角菌科真菌冬虫夏草寄生在蝙蝠蛾科昆虫幼虫上的子座及幼虫尸体的复合体。这句话虽说起来拗口，我们却可以张开想象的翅膀，寻找虫草生长的踪迹：有一种真菌，我们叫它虫草菌，它喜欢寄生在蝙蝠蛾的幼虫上，或在风的作用下，或虫子自投落网，一旦真菌侵入幼虫的体内，吸取养分，直至整个虫体充满了大量的菌丝体。冬去春来，到了夏季，就从幼虫头部伸出一根色彩鲜艳的柄状物即“草”。

二奇：虫草喜欢在高山生长，尤以 3000 ~ 4000 米雪域高原的草甸子上，这里日照充足，温差大，有雪山圣水滋润，没有污染，空气稀薄，含氧量少，气候恶劣，但却孕育出一株株虫草。虫草虽无牦牛之高大，善奔跑；虽无雪莲花之艳丽，傲冰雪，但它是与牦牛、雪莲并驾齐驱的高原之宝。

三奇：虫草虽其貌不扬，却能与人参、鹿茸并列为三大补品。虫草入药的历史已有数百年。中医认为，虫草味甘性温，具有补虚损，强精气，益肾保肝，止咳化痰，滋补益寿，爽神明目的功效，适用于肺结核、咯血、虚喘、盗汗等患者。研究发现，虫草还具有提高免疫力和抗癌作用，使得冬虫夏草身价倍增，成为保健珍品。

（原载2002年12期《家庭健康》）

牛粪颂

牛粪是卑贱的、丑陋的、平凡的，又是和我们的生活息息相关的。

在祖国西南边陲广袤的雪域高原上，到处都可以看到滚动着的牛群，因此，也就到处都会看到一摊摊的牛粪。藏民族把牛粪做成牛粪饼，晒在草地上、墙壁上、山石上，这一块块牛粪饼上完整地保留着劳动者勤奋的烙印。他们用牛粪饼搭建牛羊圈，垒成围墙，装饰房舍。晒干的牛粪饼像内地的柴草垛一样高高地码在庭院里、房顶上。

当我们乘坐的汽车在雪域飞驶时，我们不只会在一个村庄看到男女老少在场院里分牛粪时兴高采烈的场面。一户一堆，有用筐盛的，也有用麻袋装的；有肩扛人抬的，也有用牛车运输的。仿佛一幅高原丰收图。

牛吃苦耐劳、鞠躬尽瘁、舍己为人、敦厚善良，向来为人们所称颂，被人类奉为学习的榜样。牛的全身都是宝，这是人所共知的。牛粪则是牛对大自然、对人类最后的奉献。牛食草，不仅转化成牛奶、肉等供人类享用，就连最后的残渣——牛粪或作为肥料，滋润和营养着高原五谷和植被，或作为绿色燃料为人类释放光和热。

“阿妈唐久瓦拉坐卓门”这句藏语的含义是，子不嫌母丑，人不嫌牛粪脏。没有牛粪臭，哪有五谷香。牛粪在藏语中被称为“久瓦’、丝毫没有脏、臭的意思。藏民把牛粪比作黄菌菇，如果在田间见到牛粪，会当宝贝一样捡起来。他们用牛粪饼取暖、煮茶、烧饭、烤帕廓（手镯形面饼）。牛粪散发出的特有香味和袅袅青烟使人产生一种特殊的情感，体味到家的温馨。

藏族朋友在介绍西藏时还会非常自豪地告诉我们，“这里的牦牛吃的是虫草，喝的是矿泉水，拉的是珍珠七十”。珍珠七十即七十味珍珠丸，是一味由七十种药材组成的，具有安神、通经活络、调和气血、醒脑开窍等功能，主治中风、瘫痪、半身不遂、脑溢血、心脏病、高血压等症的一种名贵藏药。喻牛粪为珍珠七十，足见藏民对它的喜爱。

牛粪在藏民族的日常生活中，有着特殊的用途与含义，熔铸了藏民族独特的人文色彩、风土民情，体现着民族心理和审美情趣的深层内涵。无论在城镇还是农牧区，人们在嫁娶、过年、乔迁、丧葬和治疗某些疾病时，牛粪都是不可或缺的必备品。

藏族人举行婚礼时，摆放一袋牛粪，象征着新婚夫妇婚后生活红红火火，家业兴旺，多子多福；过新年时，把别人家的牛粪撒在自家的牛棚里，表示招财进宝，防止霜灾雹害；乔迁时摆一袋牛粪，昭示着主人搬进新房后吉祥安泰、幸福美满、长命百岁；丧葬时用牛粪煨桑供神表示为死者在不间断地提供饮食；在牛粪火上撒少许“咙嘟”（一种安神的藏药），吸闻蒸腾起的浓郁的药味青烟，对精神受到强烈刺激的病人会起到镇定、安神的作用，不仅疗效显著，而且立刻见效。

牛粪作为燃料，不仅给藏民的生活带来了方便，更重要的是节省了大量的木材。高原上树木生长十分困难，牛粪则为保护藏区的生态环境做出了巨大的贡献。可见，牛粪的利用，充分体现了藏民族对大自然的博爱精神。

“鲜花插在牛粪上”，我们常常以此形容那种不般配，不完美的关系。如今，我们实在应该改变这种偏颇的心理观念。鲜花只有插在牛粪上才能不断地吸取营养，才能开放得艳丽多彩。

罂粟花花朵华丽却可以把人引上吸毒的歧途，从而扼杀人的生命；河豚鱼味道鲜美，也会令食客命丧黄泉。而牛粪对人类有百利无一害。

牛粪卑贱里透着高贵，丑陋却不失俊美，平凡寓意着伟大。

（原载 2003 年 12 月 6 日《西藏日报》）

我们在雪域高原抗击非典

非典，SARS，
一种陌生的病毒降临人间；
SARS，非典，
一种罪恶的瘟疫在蔓延。
我们的父老兄弟因非典面临着灾难，
我们的同行在战斗中遭遇着流弹暗箭。
抗击，抗击，我们决不低头，
同仇敌忾，我们携手并肩。
我们在珠峰下整装待发，
我们在布达拉宫前宣誓赴战。
从主席到每一位群众，
从书记到每一名党员，
没有人彷徨，没有人犹豫，
有的是运筹帷幄，
有的是夜以继日，通宵达旦。
说什么高原缺氧，
紫外线强烈，
SARS 也不会善良慈悲，
远离我们而不敢进前。
我们决不可掉以轻心，
我们清楚面临的困难。
我们缺氧不缺精神，
沧海横流，方显出英雄本色！
万众一心，众志成城，

科学防治，战胜非典！
有党和政府对西藏人民的关怀，
有全国人民的理解和支援，
“拒非典于区门之外！”
这就是我们的坚强行动，
这就是我们钢铁般的誓言！

（原载 2003 年 5 月 31 日《西藏日报》）

健康不打折（代后记）

当前的商品社会是一个打折的社会。从大商场到小门面，从吃住行到穿用玩。我们到商店里转一转，没有不打折的商品和商品交易。如果商家说多少银子你就乖乖地掏多少银子，那真会被笑作白痴或傻冒。学会消费，就是教老实人学“不老实”，讨价还价。让我们整不明白的是这些商品出厂时就被打折了。过去常讲货真价实，这说明现在商品的定价是虚高的。为什么要定一个虚高的价呢？这明白着在教老实的人不要“老实”。令我们感到新鲜的还有，铁路的经营一直是由政府部门掌控的，火车第六次提速，D 字头的列车开行。当人们质疑起票价为什么这么高时，我们才知道，原来这个票价是可以打折的，甚至可以是五六折。又有人提出，D 字头列车的时速是 250 公里，可是实际速度为什么跟第五次提速时的 200 公里没有什么区别呢？我们得到的解释是 250 公里是平均速度。可是我们只见比平均速度慢没有见着比平均速度快。这是不是一种打折呢？有几位同事，我非常佩服他们。他们可以把几百元的商品百十块钱搞定，把百十块钱的商品十几元钱拿下。就是商家要我们随便给钱怕是我们给的也不会这样低。讨价还价，其实他们也挺累。可是他们在讨价还价中获得了收获和乐趣。不过，我们要明白有些东西或曰事情是不可以或不应该或不允许打折的，如健康、诚信、服务、幸福、爱情、友情等等。其实发生在我们身边的事情早已是没有什么不被打折的了。有人提出，通过药品一个劲的降价、医院降低收费来解决“看病难、看病贵”的问题不是个办法。我也觉得起码不是最好的办法。药便宜的如果没有了利润，那么谁还去研究新药？哪个厂家还去生产？

药效、疗效降低了，服务也降低了，岂不就成了看病吃药不治病，最后吃亏的还是患者。

当朋友把《境由心生——健康的钥匙在您手中》的校样送我看的时候，欣喜中我抬起头远眺窗外。此时正是京城四月，艳阳高照，风和日丽。看那南来北往东奔西走的匆匆行人，赤橙黄绿青蓝紫；着装五光十色，款式同工异曲，或古朴传统或时尚新潮，多姿多彩优雅靓丽美轮美奂。我就想到人们只讲着装一事也应该感谢许多人，棉农蚕妇纺织工人印染工人科技人员等，特别是不要忘记感谢服装设计师，感谢裁缝。道理很明白，你织出的布花色质地再好，没有裁缝的精心裁剪制作就不会有千姿百态的服饰美。工作在报刊社、出版社里的编辑们就好比是高明的服装设计大师，我们写好的文章就好比织出的一块布一匹布，经他们的动手动脑精心“裁剪”以后就成为一篇美文。又经他们对文章进行精心选编、谋篇布局，就成为一本好书。

《境由心生——健康的钥匙在您手中》是我对健康的理解和感悟。我认为，健康不仅指身体的健康，也不仅只是包括心理的健康、社会适应能力的健康，还有政治的、思想的、经济的、学习的、工作和生活等方方面面的健康。去年胡锦涛总书记号召我们要树立社会主义荣辱观即八荣八耻。今年又提出了加强作风建设，倡导践行八种良好风气。一要勤奋好学、学以致用；二要心系群众、服务人民；三要真抓实干、务求实效；四要艰苦奋斗、勤俭节约；五要顾全大局、令行禁止；六要发扬民主、团结共事；七要秉公用权、廉洁从政；八要生活正派、情趣健康。这八个方面的良好风气就是健康的风气。我们努力按照这八个方面去做，我们的思想作风、学风、工作作风、领导作风、生活作风等就是健康的。正是从胡锦涛总书记倡导践行八种良好风气，加强思想作风、学风、工作作风、领导作风、生活作风建设出发，我的这个集子收入的内容就非常丰富、题材和体裁也非常广泛。但是缺点和不足在所难免，欢迎读者朋友多提出批评意见。

人生有多少三年，又有多少六年!?我们总希望不幸和痛苦三三（姗姗）来迟；我们总希望事业和幸福六六大顺。2007 年 7 月 7 日，是我们第三批援藏干部援藏六周年纪念日。在我的人生征途上又走过一个六年！在军旅十五年，其中在基层连队生活战斗六年，在机关工作六年，还有三年在军校学习；在卫生部工作十五年，其中在直属机关党委工作六年，在人事司工作六年，还有三年在西藏工作（也算是三年学习。去西藏之前，我刚刚读取研究生学历。我戏言，到西藏是读博士来了，就是要虚心向西藏人民学习!）；如今到健康报社工作已进入第三个年头。新的一页应当是从援藏开始的，所以刚刚走过的六年不禁使我浮想联翩。于是我写了《纪念援藏六周年》小诗一首：似水年华履苦乐，白驹过隙恨闲忙。卵石一丸愿铺道，贱柴小草心向阳。知暖正是最寒冬，和谐首推共安康。繁木真情扶弱枝，群贤毕至论华章（注）。这是一首感恩的诗。忆往昔峥嵘岁月稠。在人生征途上，我非常感谢朋友们的帮助，骄傲自满的念头丝毫不能有，但感恩的思想永远不可无。这个集子，说来是援藏以来的第四本，是我工作之余的可喜收获。借此，我再一次表达我的感激之情：感谢关心我、支持我、帮助我的领导和朋友们!

中华中医药学会、《中外健康文摘》执行主编杨建宇教授，《中国医药导报》副社长、中国民营医院协会副秘书长张皓臣先生积极谋划。中医古籍出版社刘从明社长不仅负责该书的出版，并且欣然为书作序。著名美术书法家孙书杰先生设计的备选封面竟达十个之多。归国学者魏素丽女士、文友杨志松先生等朋友反复认真地一遍遍校改。

我在已出版的《白写集》《我在高原》《我在雪域》《竹颂》等几本书的后记里，曾经提到令我感谢的不少领导和朋友。今天，在这里我还要感谢在文学方面给予我很大帮助和鼓励的领导和同事，他们是：中国红十字总会原常务副会长王立忠、卫生部直属机关党委原常务副书记周凤鸣、北京医院党委书记张爱莉、卫生部直属机关党委副书记兼纪委书记窦熙照、卫生部直属机关工会常务副主席王长收等。

健康不可以打折。

我对领导、朋友和读者的真诚谢意不允许打折。

作者

2007 年 6 月 6 日于忘忧斋

注：2007 年 1 月 27 日数人为我组织《白写集》研讨会，《中国医药导报》以《群贤毕至论华章》报道这一活动。